JN070920

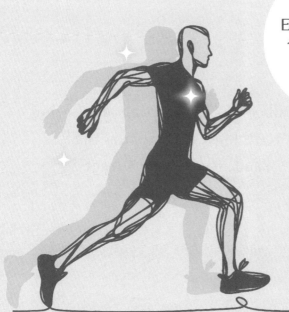

競技の緊張
日常の不安・不眠
やる気が出ない
食事面の課題
など

メンタルに悩む
アスリートに
寄り添い
ケアするための本

株式会社 新興医学出版社

Handbook for Supporting and Caring for Athletes with Mental Health and Psychological Issue

edited by Tatsuya YAMAGUCHI

© First edition, 2024 published by

SHINKOH IGAKU SHUPPAN CO. LTD., TOKYO.

Printed & bound in Japan

推薦の序

　「スポーツ医学」の最大の使命は EBM に基づいて，アスリートやスポーツ愛好家を健康で安全なスポーツ活動に導くことにある．しかも，競技パフォーマンスを落とすことなく，これを実践しなくてはならない．スポーツ医学はこれまで整形外科領域を中心に発展してきたため，スポーツ外傷やスポーツ障害の予防と治療を中心に行われてきた．しかし，実際のスポーツ医学がやるべきことの範囲は広く，心肺疾患を中心とした全身疾患の予防と機能向上，スポーツ栄養と競技特性を加味した身体づくり，身体能力の評価と練習やトレーニング方法の確立等，極めて多岐に渡る．

　アスリートのメンタルサポートもスポーツ医学の重要な一分野である．普段は簡単に入るパットが優勝を決める最終日の 18 番ホールで入らない，ワールドカップの出場が決まる PK を外す，練習では飛べた 4 回転が何故か 2 回転になってしまう，イップスに陥ってまったくストライクが入らなくなる，等々…．スポーツでは日常生活動作ではあまり使わない身体機能を使うことが多いし，さらに同じ動作を繰り返し，しかも正確に行わざるを得ないことも多い．ここに心理的要因が入り込む余地は大きい．かつて日本のスポーツ領域ではアスリートの精神や心理については，努力と根性がすべてであり，心理面でのトラブルがあると，「気合が足りない」「死ぬ気になって練習しろ」等の指導が行われてきた．これが強調されるあまり，よりハードな練習を繰り返すことによって，逆にパフォーマンスが著しく悪化したり，イップスに陥って再起できなくなった例も散見された．アスリートの心理は根性や過度の練習だけでは解決しないのである．

　今回，アスリートの心理や精神医学について，臨床面，研究面の両方から長く，そして深い経験をお持ちの山口達也先生が『メンタルに悩むアスリートに寄り添いケアするための本』を出版された．これまで日本ではあまり注目されて来なかったアスリートやスポーツ愛好家の心理面の変化とそのスポーツ医学的対応を科学的にまとめてくれた本である．アスリー

トを対象としたスポーツ現場でのさまざまな心理的問題点について，すぐに役に立つ書であり，読んでみて，なるほどと思わせる記述が随所に散見される．アスリートのケアを現場で行うスポーツドクターやトレーナーには手元に置いて頂き，アスリートの心理的な問題に遭遇した時に，ぜひ一読して頂きたい1冊である．この書が日本のアスリートのメンタルサポートを支えるべき福音となり，アスリートがさらに一歩前に進めるための重要な役割を演じるものと確信する．

公益財団法人　日本スポーツ医学財団

代表理事　**松本　秀男**

アスリートの「こころ」を
どうサポートしていくか

　本書は山口達也先生を中心に，スポーツ精神医学をライフワークとしている臨床家・研究者・教育者による渾身の書籍である．このチームのスポーツメンタルヘルスにかける情熱は並大抵のものではない．

　彼らは10年近く前からアスリートの精神医学的問題を議論する研究会を立ち上げて，症例報告や関連する領域の情報交換を熱心に行ってきた．この研究会は慶應義塾大学医学部が神宮の国立競技場のほど近くに位置することから，「神宮精神科アスリートのスポーツメンタルヘルス研究会（Jingu Sports Mental Health of Athletes in Psychiatry：J-SMAP）」と称してきた．本書はいわば J-SMAP に集う若手同志の熱い議論の結晶である．

　スポーツ医学は言うまでもなく，整形外科，リハビリテーション科をはじめ，あらゆる医学領域で関心が高いが，近年は精神医学の分野でも注目されてきている．また，ひとくちにスポーツ精神医学と言っても，小さな子どもから超高齢者まで幅広い年代層がターゲットになり，さらにアマチュアからプロフェッショナルまで，あらゆるスポーツ種目に至るまで，多岐にわたっている．アスリートはオリンピック・パラリンピックを例に挙げるまでもなく，しばしば日常の練習や試合では達成できなかったようなとびぬけたパフォーマンスを大舞台で成し遂げることがある．このような力を発揮するにはおそらく並外れた日ごろの鍛錬とともに，ある種のセレンディピティとか，あるいは潜在能力のようなものが関与しているのだろう．また，運動がメンタルヘルスに正の影響を及ぼし，うつ病や認知症にも予防的に働くことはつとに知られたことである．

　一方，アスリートは時としてライバルとの熾烈な競争や記録更新への限界突破ギリギリの厳しい線を追求していくあまり，時として適応反応症やうつ病，拒食症や過食症，薬物依存や行動嗜癖，強迫症といった病的状態に陥ることもある．アスリートのこころの問題をどのようにサポートして

いけばいいのか，さらにメンタルヘルスをどのように増進していけばいいのか．本書の中にその解決につながるヒントが示されている．

　精神医学を専門とする立場からは，アスリートに限らず広くこころの問題に関心が寄せられ，精神的な困難を抱える人々へのサポートが充実していくことは望むべきことである．そうした点からは精神医学以外の医学領域の方はもちろん，スポーツ指導者，トレーナーなどにこそ本書を理解していただく意義があるようにも感じている．スポーツの身体的・技術的側面だけでなく，アスリートのこころにも向き合うきっかけとして，ぜひ本書を役立ててほしい．

慶應義塾大学名誉教授

三村　將

アスリートに寄り添う仲間との結晶

「アスリートのこころを支えたい」と考えるようになったのはいつ頃からだろうか？　学生時代，筆者ももれなくスポーツに勤しむ一人だった．「スポーツ選手になりたい」と少年にありがちな夢を見ていた．スポーツドクターを意識し始めたのはもともとスポーツを見るのが楽しみで好きであったからであろう．その時は「いつかスポーツ選手を支えたいな」程度にぼんやりとした考えで，主題目標ではなかった．精神科医として診療に従事する中でも自分が興味を持った領域に縁があると感じていたので，流れるがまま，その道に進んだという自身の振り返りである．

『心・技・体』と言われて久しいのに「どうしてスポーツドクターで『心』を支える医師はいないのだろう？」と医学部生時代から疑問には思っていた（実際は先人の先生がいらっしゃり，筆者の情報不足で存じ上げなかっただけなのだが）．そんな自分に，スポーツ精神科医として取り組むことになる契機となった事例と報道がある．精神科救急対応をしていた際に受診した選手の事例だ．国内〜国際的な競技レベルでありながら大きな悩み・課題を抱えていた．「やっと話せる場ができた」と安堵された表情が今でも目に焼き付いている．もう一つは2010年代前半にある部活動主将をしていた高校生が自死した報道である．強豪校であるとか関係なく，学校という狭い社会の中での悩み，とりわけ競技の悩みで人生に幕を閉じる選択をした学生がいたこと自体に衝撃を覚えた．

「これは本当の専門家になる必要がある」と一念発起して慶應義塾大学病院でアスリートメンタルサポート外来を開始させていただく機会を得た．ニーズがあっても受診行動まで至らないアスリートもいたかもしれないが，スポーツ医学総合センター内で外来診療することで随分と敷居が低くなったと感じてもらえるアスリートが多くいた．診療にあたって松本秀男先生，三村将先生に多大なるご尽力をいただいたことは幸甚の至りである．

時代の変遷と共に教育や文化背景も多様に広がり変化を見せる中で，アスリートは競技者としても人間としても育まれることになる．それに合わせて，アスリートのこころに関する問題も刻一刻と変化していくと予想される．引退後の人生のほうが長いこともありアスリートも社会の中の一人として見るべきという視点もあるだろう．一方で，アスリートが抱える特有のストレス課題や社会問題が存在していることも事実である．それ故にアスリートのこころの寄り添い方の正解も一つではないかもしれない．

　本書は多くのアスリートに寄り添いサポートしてきたプロフェッショナル達の英智の結晶から成っている．執筆いただいた筆者の仲間と同志達はアスリートが健やかに競技に取り組めるように日々研鑽し，連携協力しながらアスリートをサポートしている．まさに「支えたいから支えている」専門家達によるニーズに合わせた実践に富んだ内容が言語化されている．

　本書を通じて，アスリートのこころの支え方のヒントを多くの読者に得てもらえることができればこの上ない喜びである．

　執筆にあたり遅筆な筆者を寛大にサポートいただいた新興医学出版社の林様，石垣様にこの場を借りて厚く御礼申し上げます．

パリオリンピックを迎えた 2024 年の早春，東京にて

編著者　山口　達也

執筆者一覧

編著者

山口　達也　順天堂大学医学部スポーツ医学研究室　特任助教

執筆者（掲載順）

山本　宏明　北里大学メディカルセンター精神科　副部長

川田裕次郎　順天堂大学スポーツ健康科学部　准教授

山口　達也　順天堂大学医学部スポーツ医学研究室　特任助教

中島　和樹　慶應義塾大学精神・神経科学教室

土屋　裕睦　大阪体育大学スポーツ科学研究科　教授

西多　昌規　早稲田大学スポーツ科学学術院　教授

荒井　弘和　法政大学文学部心理学科　教授

関口　邦子　HPSC　国立スポーツ科学センターメディカルセンター

スポーツクリニック　医科学専門スタッフ

恵比寿心理相談室

岡田　祐輝　国立病院機構　千葉医療センター精神・神経科

浅野　友之　奈良女子大学研究院生活環境科学系スポーツ健康科学

領域　助教

永井　宏　福岡大学医学部精神医学教室

医療法人日明会　日明病院　副院長

秋葉　茂季　国士舘大学体育学部体育学科　准教授

石原　心　ハバナトレーナーズルーム

谷木　龍男　東海大学体育学部生涯スポーツ学科　准教授

北原亜加利　あかりこどもクリニック　副院長

谷内　花恵　国士舘大学体育学部体育学科　非常勤講師

栗林　千聡　東京女子体育大学体育学部体育学科　講師

能瀬さやか	国立スポーツ科学センタースポーツ医学・研究部門スポーツクリニック　婦人科
	東京大学医学部附属病院女性診療科・産科　病院診療医
井上誠士郎	北25条メンタルクリニック　あいさに
	特定医療法人朋友会　石金病院
田中　みほ	恵比寿心理相談室
江田　香織	東洋大学健康スポーツ科学部健康スポーツ科学科　准教授
岩本　航	社会福祉法人仁生社江戸川病院スポーツ医学科　部長
堀込　俊郎	慶應義塾大学医学部ヒルズ未来予防医療・ウェルネス共同研究講座　特任講師
武田　大輔	東海大学体育学部競技スポーツ学科　教授

CONTENTS

メンタルに悩むアスリートに
寄り添いケアするための本

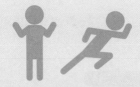

本書で取り上げている事例は、執筆者らの
経験にもとづいた典型事例となります。

1 競技へのやる気が出ない

主訴 (悩み) 競技へのやる気が出ない日が続いている.

相談までの経過 大学 3 年生の陸上競技選手で A 種目を専門としている. 大学の陸上競技部に所属しており高校時代の活躍で周囲からの注目を集めている選手である. 大学に入学後は期待通りの活躍をしていたが 3 年生の 5 月ごろから, 競技へのやる気が湧かなくなってしまった. やる気が低下した状態が長く続き, 今後競技を続けていくことに不安を感じた. 全国大会が続く 9 月頃には, 競技意欲の低下は周囲からも明らかに理解できるようになった. この時期に大学の授業への欠席も目立つようになった. チームではメンバーをまとめていく立場にあるがその役割を十分に果たせなくなっていた. コーチやスタッフから学生相談利用を勧められたが心理相談に対して積極的ではなかった. 同年の 11 月にチームのトレーナーからの紹介で学生相談を初めて利用した.

現在までの生い立ち 3 人兄弟の第 2 子次男として出生した. 発育と発達の遅れを指摘されたことはない. 地元の小中学校を経て陸上競技部で成績を残している私立高校へ進学し, アスリートの推薦枠 (奨学金あり) にて大学に入学した. 1 年生から活躍を期待される選手として公式戦に出場している.

競技歴 高校時代にはインターハイと国民体育大会に出場し入賞した経験がある. 競技レベルの高い大学のチームに所属しているため公式戦に選手として出場できない可能性がある.

初回来談時の様子 服装や身だしなみは年齢相応. 意思疎通は良好だが回答時の抑揚はあまりなかった. 睡眠については, 「眠れないことはないが朝練習があるため 6 時には起床している」とのこと. 競技に対するやる気が低下した状態が長く続き, 自分でもどうしてよいかわからないという. 「練習中も競技への取り組みに迷う気持ちや自分にとってこれまでのように競技活動が大切だと思えなくなってしまった」という. 送り出してくれた地元の恩師 (高校時代のコーチ) への負い目を強く感じていた. 自分よりも競技レベルの高い選手が入学してきて公式戦に出場できない不安を感じていた. 「このままでは学業成績の不振と, アスリートとしての成績の不振で奨学金をもらえないのではないか」という不安を抱えていた.

88002-930 JCOPY

精神科医の視点から

Point

- やる気はデリケートで最も大切な資源
- 精神科医が行う診断の5ステップ
- 診断のステップを「燃えつき」を例に考える
- 「これは病気？それとも自然な反応？」：過不足のない医療的対応を

　この選手のように，それまで脇目も振らずに競技に打ち込んできたアスリートが，ある時から急にモチベーション（競技への意欲）が湧いてこなくなることがある．このような状態に陥ると，幼少期からずっと競技に力を注いできた方ほど大きな戸惑いを感じるかもしれない．また，競技者本人だけではなく家族やコーチの方々も，一体何が起きたのだろうと大変心配されることと思う．

　本Caseでは「競技へのやる気がなくなってしまった」状況への対応について，精神科医の立場から，①やる気はデリケートで最も大切な資源，②精神科医が行う診断の5ステップ，③診断のステップを「燃えつき」を例に考える，④「これは病気？それとも自然な反応？」：過不足のない医療的対応を，の順にお伝えしたい．

1 やる気はデリケートで最も大切な資源

　競技スポーツの現場では，「やる気があるのがあたりまえ」という認識が持たれることが多いのではないだろうか．やる気に満ちた状態で，毎日の練習に充実感を感じながら競技に熱中し，競技の上達や大会などの目標に向けて惜しみなくエネルギーを注ぎ込める状態は，まさに理想的といえる．一方で，「やる気がある」（＝競技へのモチベーションが高い）ことをあたりまえのこととして捉えてしまうのは，危ういことでもある．

　やる気は自然にいくらでも湧いてくるものではない．普段は気付くことが難しいが，やる気に満ちた状態は，たくさんの良い要素や条件が積み重なった上で得られている．やる気を無理なく保つことができる条件には，身体的健康，精神的健康，心理的な安定，新たな挑戦が許容される環境，

仲間・支援者・競争相手の存在，練習環境など，たくさんの要素をあげることができる．やる気にあふれ，毎日競技のことばかり考えてワクワクするほど熱中し没頭している状況は，多くの要素が重なりあって成立しているとても貴重な状態であり，スポーツをする上で一番大切な部分が満たされている状態といってもよいだろう．

　一方で，幸運なバランスの上で得られている「やる気」はとてもデリケートで，粗末に扱うと壊れてしまうという一面がある．アスリート自身やアスリートを取り巻く環境も絶えず変化するので，いつでも同じように高いモチベーションを維持するということは決して簡単なことではない．ある程度，上がったり下がったりするのが自然なものと考えることが重要である．「やる気があるのがあたりまえ」と思っていると，それらを支える条件が損なわれてやる気を保つことが難しくなった際に，大きく戸惑うことがある．やる気は競技を継続する上で欠かせないものであると同時に，壊れやすいデリケートな資源であると認識することが重要である．

2 精神科医が行う診断の5ステップ

　競技の意欲が出なくなってしまった，モチベーションが湧いてこなくなってしまった，という現象は，多くの場合ひとつの明快な理由ではなく，先ほどの項目で例示した条件のいくつかが損なわれてしまうことで生じる．「やる気が出なくなった」という競技者にさらに話を聴いていくと，「体がだるくて練習に行けない」「なぜだかわからないけれど気持ちが落ち込んで動けない」「指導者のやり方にどうしてもついていけない」など，さまざまな状況が浮かんでくることがある．初めて来院された患者さんを目の前にした際に精神科医がもっとも注意することは，治療が必要な病気を見落とさないように，ということである．そのために競技以外の生活状況についてもよく聴取し，表に示した1）〜5）の順に整理をしながら状態の理解を進めていく．

　診断を進める上で，必要に応じて血液や画像等の検査も行う．一度の診察ですべてについての検討を完了できない場合もある．一度診断をした後も，慎重に経過の変化を追いながら，診断の確かさを検討していく．

88002-930 JCOPY

表　診断の5ステップ

1) 原因を特定できる身体や脳の病気が隠れていないか？
2) 薬や物質（サプリメントやアルコールなど）の影響はないか？
3) うつ病や統合失調症などの精神疾患（原因の特定はできないが，病気としての性質の強いもの）が隠れていないか？
4) 本人なりの「こころの反応」として理解してよいか？（置かれている状況やその背景，本人の性格，特性も含めて）
5) アスリート特有のオーバートレーニング症候群として理解してよいか？

3 診断のステップを「燃えつき」を例に考える

　競技へのやる気が湧いてこなくなる現象のひとつに「燃えつき
(burnout)」と呼ばれる状況がある．「燃えつき」は心理学者の
Freudenberger が 1974 年に報告した現象として知られ，もともとは医療
や介護に携わる方が他者への支援業務を続けていく中で，徐々にエネル
ギーを失い，業務を続けられなくなってしまうことを指した．その後，ス
ポーツ選手においても同じような現象がみられるといわれるようになった．
「燃えつき」はもともと心理社会学的な概念ではあるが，医学的な視点に
立つと，いろいろな状況を含んでいることが考えられる．診断のステップ
の進め方を「燃えつき」状態にある方を例として考えてみると，

　　1) 疲労がたまり，身体的な疾患が生じている．

　　2) 飲酒量の増加などの生活の変化により不調を招いている．

　　3) 大きな仕事を終えた後に陥る「荷下ろしうつ病」とよばれるうつ病．

　　4) 目標の試合に向けて無理をしてきたために当然生じる心理的疲労
　　　の実感．

　　5) もともとそれより先の目標を持っていなかったために戸惑っている
　　　状況．

などに該当する可能性を考えることができる．

　また上に挙げたほかに，Freudenberger が燃えつきを報告する前年に
最終回（1973 年）を迎えたボクシング漫画，『あしたのジョー』（原作：高
森朝雄，作画：ちばてつや）では，主人公が満足げな笑みを浮かべて「まっ
っ白に…燃え尽きた…」とつぶやく場面が描かれている．全身全霊をかけ
た試合を終えて，ある種の満足感を伴う「やりきった状態」を迎えることに

ついては，ごく自然な反応としても起こりうると考えることができる.

4 「これは病気？それとも自然な反応？」：過不足のない医療的対応を

医師は治療を必要とする病気や問題を見落とすことがないように，細心の注意を払って対応を進めていく．その一方で，「病気と考えないほうが良い事柄までも，病気として扱わない」「医療だけでは解決できない問題を，医療だけで解決しようとしない」ということも非常に大切である.

例えば，本人の考え方と競技環境がどうしてもマッチしないために意欲が損なわれているような場合，不調の原因のすべてを個人の病気によるものと解釈して休養や薬物療法に取り組んでも，それだけでは回復が得られにくいことが想像される．疲れ切ってエネルギーが枯れている時にはもちろん休養が大切だが，現実的な問題がある場合には，本人がその競技環境についてどう理解して向き合うか，環境を変えたほうが良いのか，心理学的支援の専門家や周囲の方からの協力を得て前に進んでいくことができるのだろうか，など，幅広い視点で支援を考えていくことも必要である．本人が成長する上で向き合う必要のある課題について悩んでいる時に，他者から「それは治療すべき病気である」という解釈を与えられてしまうことで，本人にとって重要な成長の機会が奪われてしまうかもしれない.

このように，医療を提供する側にとっても，あるいは受ける側にとっても，「治療を要する病気を決して見落とさないこと」と「病気と解釈するべきではないことを，病気として扱わないこと」の両面のバランスが大切である．特に精神医学の領域では，検査などによって病気の証拠を明確に示すことができない場合が多いため，過剰診断と過少診断の両方に気をつけながら，過不足のない医療的対応を心がけることが重要である．これはとても難しいことでもあるが，アスリートと支援に携わる皆様にとっても医療的支援を上手に利用するための重要なポイントになる.

(山本宏明)

88002-930 JCOPY

スポーツ心理の視点から

1 選手本人以外からの情報も大切

　「競技へのやる気が出ない・維持できない」現象は程度の差はあるもの
の大学生アスリートに頻繁に見受けられる現象といえる.ただし,競技意
欲の低下が競技継続に支障をきたすレベルの場合には周囲からの対応が
必要となる.今回の事例では,大学での学業などの競技生活以外での日
常生活においても支障が生じている.このような場合には,早急にサポー
ト環境を整える必要があるだろう.事例は中学・高校と活躍をして大学に
入学したが3年次に本来のパフォーマンスが発揮できなくなり競技意欲
が著しく低下してしまった陸上競技選手の事例である.アスリートの競技
意欲の低下が生じる背景には多様な要因が考えられ,その要因に応じた
対応方法が求められる.そのため,来談者の過去と現在の状況を丁寧に
聞き取り,競技意欲の低下に至った背景や要因を丁寧に精査していく必
要がある.来談者の了解が得られれば,来談者に関わるコーチやスタッフ,
チームメイトからも情報を得ることを検討したい.第三者からの視点を得
ることで的確な状況把握に役立つことがあるためである.事例の来談者
はチームのトレーナーの紹介で来談することとなった.このような場合に
は来談者以外のチームスタッフから情報を得やすい(実際に大学生アスリ
ートの心理サポートではチームスタッフからの紹介で来談するケースが頻

繁にある）．このようにして他者から得られた情報は，今後の選手やチームのサポート方法やサポート資源を検討するために重要な情報となる．

2 選手本人ができること

　選手本人が相談に至るまでにできることもある．1つ目は，競技意欲の低下が生じたプロセスを自分で把握することである．競技意欲の低下を自覚した時期，原因を時系列に整理して原因と結果の関係を理解することは，自分の心理的な特徴を把握する有効なアプローチとなる．自分の動機づけが何に対して反応するのかを理解することにつながるからである．今回の事例は，かつて優秀な競技成績を残していた大学生アスリートの事例である．本来の競技意欲は極めて高かったがどこかのタイミングで低下した可能性がある．背景を自分で探ることは「気づき」を促すことにつながる．また，心理の専門家に自分の状況を的確に伝えるために役立つといえる．2つ目は，競技意欲の低下している状態に対して無理にあらがわないことである．競技意欲の低下には何らかの要因があり，その要因に応じた対処をする必要がある．例えば，自分の心理状態に反してチームの要求に応えようとすると過剰適応となる．過剰適応が続くと精神的な疲労の蓄積により動機づけの低下のみならず精神的な問題を生じさせる可能性がある．このような場合には，自分が競技を行う価値や意義を再考する時間をつくることが必要であろう．この際に，同じような経験をしている人（この事例ではリーダー経験のある人など）に助言を求めることも自分の考え方を整理することにつながるかもしれない．

3 周囲からのサポート方法

　コーチやスタッフが相談に至るまでにできることもある．1つ目は，本人の話を丁寧に聞けるコミュニケーションの経路をチームの内に複数つくることである．来談者は「選手」と「リーダー」の複数の役割（多重役割）を担っている．これらの役割から生じるプレッシャーを理解して話を聞くことのできる他者をチーム内に配置しておくことが有用だろう．これにより複数の視点で状況を把握でき本人の対応力を支援することになるだろう．2つ目は，アスリートは相談に対する高い心理的な抵抗感をもつことを理

88002-930 JCOPY

解しておく必要がある．他者に相談することへの心理的抵抗感は周囲からのサポートを困難にする．相談への心理的抵抗感が高い場合には，自分の変化に気づいてはいるが相談への一歩が踏み出せないのである．そのため，本人と良好な関係を築いている周囲のスタッフが本人に心理相談を促すか，一緒に来談することが重要となる．もしコーチやスタッフなどの勧めで来談する場合は，本人が納得していることが重要であり，自分の意に反して来談するようなことがないように対応したい．可能であれば，来談につなげる段階からどのように来談に移行するのかを心理の専門家に相談してもよいであろう．心理の専門家は複数の来談ケースを経験しているので状況に応じた対応方法を提案してくれるであろう．

4 専門家にリファーするためのポイントと日常的な準備

　まず，選手やコーチ，スタッフがリファーを判断するために理解しておきたいことは，やる気の低下した状態が長期間続いているか，競技以外の日常生活においても支障が出ているかである．もしこれらのポイントのどちらかに該当するのであれば，心理の専門家との相談を検討したほうがよいと思われる．また，このようなリファーの基準を事前に設定しておくと，実際に必要になった時に判断しやすくなる．今回の事例では，本人の様子が普段とは異なることをコーチやスタッフが把握して心理の専門家の相談につなげており，適切なタイミングでリファーしていると考えられる．時には，心理的な問題が生じてから来談までに時間がかかり専門的な対応が遅れることがある．このようなケースでは状態が極めて悪化することがある．こうした対応遅れの問題の背景には選手の相談への心理的抵抗感の高さとリファーする判断の遅れがある．これらの点を改善するためには，選手の相談への心理的抵抗感を緩和するため心理的な介入，チームスタッフがリファーを判断する知識（メンタルヘルスリテラシー）を養うための心理学の専門家との定期的な情報交換を行うことが有用である．

5 対応方針を考えるためのヒント

　アセスメントと対応方針を考える際には，来談者の立場，心理的な特徴，サポート資源の状況などを考慮することが重要となる．まず来談者の

立場として，来談者は大学3年生で選手とリーダーの複数の役割を担っている．また奨学金付きのアスリート推薦枠で入学しており高いパフォーマンスを常に求められる立場である．これらの役割が本人に極端に重圧となっていないかを確認する必要がある．地元の恩師への負い目を強く感じていることから義理人情に厚い特徴がある．このような場合には，選手の認知を変容させることで焦る気持ちを緩和することもできる．選手として試合で成果を残すことのみが恩師への恩返しになるわけではなく，競技活動を通して心理的に成熟した姿を見せることも恩師への恩返しになるという気づきを本人に促すことも有効であろう．他にも，経済的な悩みや学業に関する悩みによっても競技活動に集中できない状態に陥ることがある．これらの悩みが生じていた場合には，保護者や大学の担任教員との相談が必要である．また選手自身の興味が大学生活の中で少しずつ変化して自分の進路とのズレを感じ，これまでのように競技に打ち込めなくなるケースもある．このような場合には選手が自分の方向性を自分で探っている段階（自分のアイデンティティと向き合っている時間）と考えられるので，選手本人が自分で納得できる方向性を見つけられるサポートが重要となるだろう．サポート資源としては，コーチ，スタッフ，保護者，大学の担任教員などが挙げられる．これらの人的な資源がサポートを行う際に機能するのかを事前に把握することが重要となる．時にはこれらの人的な資源との人間関係が破綻していて動機づけの低下を招いている可能性もあるためである．選手との心理的距離が近くすぐに頼ることのできる人物は誰であるのかを把握することが重要となる．チームスタッフとスポーツ心理学者で人間関係を構築できているのであれば，チームスタッフを交えてどのようなチームスタッフで来談者のサポートを行っていくのかを検討することも重要であろう．

　このように，競技意欲の低下は誰にでも生じる現象であるが，競技継続に支障をきたすレベルの場合にはサポートが必要となる．対応方法に困った場合には，遠慮なく心理の専門家に相談することで状況に応じた対応方法をチームのコーチやスタッフと協働で検討することが可能になるだろう．

（川田裕次郎）

88002-930 JCOPY

本Caseを振り返って

▶**山本 (精神医学)**：アスリートに心理学的支援と精神医学的支援を適切に活用してもらうためには，どんなことが大切でしょうか？

●**川田 (スポーツ心理)**：まずは心理学的支援の専門家と精神科医のどちらかにつながってもらうことが大切です．しかし，このことがひとつめの壁になっていると思います．

▶**山本**：そうですね．どちらも利用しようとする際の抵抗感はまだまだ小さくないと思います．

●**川田**：はい．精神科を受診するよりはハードルが低いかもしれませんが，心理学的支援もいまだに「メンタルが弱い人が頼るもの」というイメージを持たれていると感じます．選手やコーチの理解を得ながら，そういった偏見を緩和していくことをいつも意識しています．

▶**山本**：どちらかにアクセスしてもらった後に，必要な支援を依頼しあえるよう，心理学的支援の専門家と精神科医の連携が良好に築かれていることも，当然ですが重要ですね．先生の場合はどのようなルートでサポートの依頼を受けることが多いですか？

●**川田**：私の場合，スポーツの活発な大学に所属しているため，現場からのアクセスを比較的得やすい環境にあると思います．学生アスリート本人が希望して来る場合と，指導者やスタッフから依頼される場合の両方があります．アスリートに精神科に足を運んでもらうために，何か意識されていることはありますか？

▶**山本**：競技現場との接点を大切にするよう心掛けています．私の場合は競技連盟の活動に携わる機会に恵まれており，選手や指導者，トレーナー，チームドクターの方々とのつながりを得させてもらっています．また，競技の場に足を運ばせてもらう中で，競技の特性や選手達の生活，価値観などについて理解を深めることは非常に重要だと実感しています．

●**川田**：精神科医の方に，競技特有の事情や背景を理解してもらえると，とても助かりますね．選手や競技関係者から信頼を得る上で，対応のポイントはありますか？

▶**山本**：競技現場から信頼してもらうためのひとつのポイントは，やはり

「過不足のない適切な医療化」ということが挙げられるかと思います．精神科に行くと何でも病気と診断されてしまうのではないかと心配をされることがありますが，そうではないと知ってもらえると，安心して利用してもらえるようになってくるように思います．

●川田：たしかにそういった懸念が払しょくされると，受診への抵抗感を低くすることができそうですね．心理学的支援においても，過不足のない介入というのは，肝になってくる部分だと思います．

▶●二人：これからも選手だけではなく周囲で支える方々も含めて，皆様に対して心理学的支援と精神医学的支援についての情報提供を行い，信頼関係を築きながら，必要な支援が利用されやすくなるように状況を整えていきたいですね．

88002-930 JCOPY

メンタルヘルスと
メンタルトレーニングについて

　メンタルヘルスとメンタルトレーニングの意味について改めて概説しておきたい．メンタルヘルスとは，世界保健機関 (World Health Organization：WHO) によると「人が自身の能力を発揮し，日常生活におけるストレスに対処でき，生産的に働くことができ，かつ地域に貢献できるような満たされた状態 (a state of well-being) である」とされる．すなわち，地域や社会に貢献できるほどの活動性をストレス対処しながら維持できている状態と言える．さらにメンタルヘルスはいわゆる健康全体にも不可欠な要素とされている．WHO による健康の定義では「健康とは，単に病気ではない，あるいは弱っていないというだけではなく，肉体的にも，精神的にも，そして社会的にも，すべてが満たされた状態 (well-being) にあること」とされている．この健康が意味するものは，病気や弱っていても well-being にあれば健康でありえる点だ．これは治療や闘病中だとしても日々の生活が充実しているがん患者さんなどを想像すれば容易に理解できる．

　そして近年では健康の意味合いを加味した病気であるか否かと，メンタルヘルスの充実・低迷の 2 軸で区分けしたコンセプトが提唱されている．すなわち，アスリートに特有の過度な運動でカロリー消費しようとする摂食障害や双極性障害の躁状態，幻覚・妄想などの陽性症状が活発でない統合失調症など，精神疾患の診断基準を満たした状態でも，メンタルヘルスが充実した状態であればアスリートは競技が行えてしまう可能性がある点には注意を要する．

　メンタルトレーニングとは，『スポーツメンタルトレーニング教本』(日本スポーツ心理学会編) によると，心理的スキルトレーニングと同義で「パフォーマンス向上のために学習して身につけることができるスキル (技能)」のこととされている．近年では精神医学領域のようにスポーツ心理学以外の分野でも重複した技法があり，心身の健康や人間的成長も視野に入れた取り組みとされている．具体的には呼吸法や漸進的筋弛緩法，自律訓練法など身体の調節から心のコントロールに至る技法や，目標設定技法やカウンセリングなど認知や感情など心理側面から入る心のコントロール技法などが挙げられる．これらの技法は競技パフォーマンス向上目的だけでなく，疾患への治療の一環として用いられている．

(山口達也)

2 気持ちが落ちている・上がらない（全般的な落ち込み）

主訴（悩み） なぜかパフォーマンスが落ちた．何をするにも億劫に感じる．

相談までの経過 X－1 年 4 月，高校時の競技力が評価され強豪私立大学に推薦入学した．しかし本人としてはプロ契約を結べず負い目や後悔があり，大学で活躍することを目指すが，200 人以上の部員の中で試合に出場することの難しさを感じていた．自主練習にも取り組むが，練習の強度が上がったことで高校時代から抱える慢性的な膝痛，腰痛が悪化した．サブチームのメンバーからも外されるとの不安から，痛みを訴えることなくトレーニングを続けていた．X 年 4 月，2 年生になりこれまで以上に競技に専心するも，プレー中の集中が続かなくなった．練習試合中も瞬間的な判断が鈍くミスが目立ち，意欲低下も認めるようになった．不眠，食欲不振もあり，朝練に遅刻することが増えた．コーチから「やる気がない．罰として坊主にしろ！」と言われショックを受け，現状の打開のためインターネットで見つけた「メンタルトレーナー」に相談し，目標設定技法に取り組むもほとんど実行できず，さらに自責の念と気分の落ち込みが強まった．同年 6 月，心配したチームの学生トレーナーに連れられ，大学保健管理センター附属のスポーツカウンセリングルームに来談した．

これまでの病気やケガなど 高校生の頃から慢性的な膝痛，腰痛あり．

現在までの生い立ち 2 人兄弟の第1子．出生・生育で異常は指摘されていない．幼少期より真面目な性格．大学 2 年生でチームの寮で暮らしている．1 つ下の弟は同じ競技で活躍しており，高卒後プロチームと契約している．

家族歴 特記事項なし．

競技歴 地域のクラブチームのコーチを務める父の影響で小学生から競技 A を始める．練習熱心で毎日遅くまで練習をしていた．クラブチームのユースでレギュラーとして活躍した．A の強豪大学に進学しレギュラーを目指している．

初回来談時の様子 チームのトレーニングジャージを着ている．礼節は保たれ疎通は良好だが，下を向いて喋り涙を流すこともある．「何もうまくいかない．このままじゃプロになれない．プロになれないなら意味がない」と述べ，気分の落ち込みと活動性の減退を認め，将来への不安も強かった．趣味である競技 A のゲームも最近は楽しくないという．入眠困難があり入眠に 2 時間かかり，朝食と昼食はほとんど食べられない日もある．

精神科医の視点から

Point

- オーバートレーニング症候群はトレーニングと休息の均衡が崩れパフォーマンスが低下する病態である.
- オーバートレーニング症候群が進行するとうつ状態を呈する.
- 脳震盪後の二次的な気分変調にも注意する.
- 治療としては療養と精神療法，薬物療法がある.
- 適切な早期介入が中長期的なパフォーマンスの向上につながる.

1 受診に至るまで

　本事例は幼少期から専門性に特化した学生アスリートである．大学進学後に発症したオーバートレーニング症候群（overtraining syndrome：OTS）が重症化したケースである.

　アスリートにおいても精神疾患を発症するリスクは常に内在する．近年アスリートにおける精神疾患に関する研究は世界中で行われている．現時点で統一した見解には至っていないが，有病率は一般と同程度と考えられている．一方でアスリートは精神科受診に消極的になることが多い．しかし疾病の早期発見，早期介入がアスリートの早期競技復帰へ繋がる．そのためトレーナーや周囲は少しでも異変を感じたら心理の専門家に相談するのが望ましい．さらに身体症状，精神症状の程度によりスポーツ精神科外来の受診を検討する．本事例ではコーチの理解が乏しく，「やる気がない」と叱咤していた．これにより本人の精神的苦痛を増長させただけでなく，早期介入から遠ざかってしまった．本事例のように精神症状が顕著となってから受診となることもあり，気分の落ち込みを主訴に受診するアスリートは比較的多い．アスリート精神科外来にて，こういった事例では器質因の除外をしつつ（Case 1 参照），OTS やうつ病を念頭に外来診療を行っている.

② 診察において

　OTS はアスリートにおいて過度なトレーニングに伴い，パフォーマンスが低下する病態であり，スポーツ医学において提唱，発展してきた概念である．2013 年にはヨーロッパスポーツ科学学会（European College of Sport Science：ECSS）と米国スポーツ医学会（American College of Sports Medicine：ACSM）から共同声明が出され，「適切なトレーニング負荷と休養のバランスが崩れ，疲労から回復せず倦怠感が生じ，パフォーマンスが低下し，長期間症状が持続する状態」と説明されている[1]．

　典型例では，本事例のように過度なトレーニングに伴う OTS 患者が多かったが，近年では睡眠や栄養の不足による不十分なリカバリーが誘因となって OTS を発症するケースも増えている．例えば学生アスリートにおいて，住居と学校，練習場が離れているため移動に時間を割かれてしまい，十分な休息をとれないケースがある．問診ではトレーニングの負荷だけでなく，その他の時間の使い方まで聴取する必要がある．

　アスリートは意識的に，場合によっては無意識下で精神症状をマスクしてしまうことがあり，問診では注意を要する．本事例においても，当初は慢性疼痛やパフォーマンスの低下が先行し，その後徐々に精神症状が顕在化した．

　これらのことに注意しつつ身体症状，精神症状の評価を行っていく．OTS の症状は多岐にわたる．身体的な症状としては動悸，息切れ，立ちくらみ，胸痛，手足のしびれ，安静時心拍数の増加，血圧上昇，頭痛，筋肉痛，下痢，その他感冒様症状などを認める．精神症状としては，不眠，抑うつ，易刺激性，不安などを認める．OTS は「競技パフォーマンスの低下」に重きをおいていることもあり，現時点では明確な診断基準は存在しない．そのためバイオマーカーも存在しないが，コルチゾルと遊離テストステロンの比が上昇することが知られており，診療の一助とすることもある．

　OTS の診断には身体因の除外が必須である．脳の器質的疾患や内分泌系疾患，自己免疫性疾患などを問診，血液検査，画像検査などにより除外する．脳震盪による二次性の注意障害や気分変調との鑑別も重要であ

88002-930 JCOPY

り，競技歴やポジション，トレーニング内容についても聴取する．国外の選手においてはステロイド薬や違法薬物の乱用に起因する薬剤性気分障害のケースも報告されている．また睡眠時無呼吸症候群を合併している場合，睡眠時間は確保していても十分な休息がとれず，パフォーマンス低下，日中傾眠，抑うつなどを呈するケースがある．

3 診断

OTS はパフォーマンスの低下の程度に応じて軽症から重症まで分類される．軽症例では日常生活での症状はないが，トレーニング強度が上がると他のアスリートについていけなくなる．中等症では軽いトレーニングでも負荷が高く，日常生活でも症状がみられるようになる．重症になるとほとんどトレーニングをすることができず，日常においても極度の疲労を感じる．症状が進行していくにつれ，身体症状に加え精神症状を認めることも多い．

精神症状が重症化するとうつ状態を呈する．この状態では，『精神疾患の診断・統計マニュアル（Diagnostic and Statistical Manual of Mental Disorders：DSM）』[2] や『疾病及び関連保健問題の国際統計分類（International Statistical Classification of Diseases and Related Health Problems）』（略称 国際疾病分類 International Classification of Diseases：ICD）に照らして操作的診断を行えば，うつ病と診断されうる．現状では OTS はスポーツ医学，うつ病は精神医学と異なる領域で提唱されている疾患であり，専門分野により診断が異なることがある．

本事例では大学入学後のトレーニング負荷増大に伴い競技パフォーマンスの低下を認め，徐々にトレーニングも困難となった．それに加え，精神症状として興味関心の喪失，睡眠障害，食欲不振，集中力の減退，無価値観を認めた．パフォーマンス低下の程度を踏まえると中等症程度の OTS と診断されるだろう．一方で，精神症状は顕在化しているものの競技 A に関連した症状であり，毎日出現しているわけではない．整容礼節は保たれ，最低限の大学生活は送れていることを考えると，一定の社会生活機能は保たれていると判断する．現時点ではうつ病の診断基準は満たさないと考えるが，今後の経過の中で重症化していく可能性もあり注意

を要する.

4 治療

　治療は療養や精神療法,薬物療法を行う.OTSはトレーニングの負荷と休息の不均衡によって生じるため,療養で改善を図ることが基本である.本事例でも一時的な療養は必要であると考える.トレーニングを禁止されることを嫌う選手も多く,診察の中で関係性をしっかり構築したうえで治療方針を決定する必要がある.長期療養や復帰後の症状再燃はアスリートのキャリアに大きく影響を及ぼす.復帰後の運動負荷を上げるタイミングは,本人やトレーナー,スポーツ心理職とも相談して決めるべきであろう.

　アスリートへの精神療法としては,一般的な支持的精神療法が重要だが,ケースによっては認知行動療法やその他の特殊精神療法を併用することもある.特にアスリートの競技に対する姿勢や,自己の能力への評価,スポーツをめぐる人間関係に関する考え方を変えていくことなどが重要なポイントとなる.特殊な精神療法を施行する場合は,心理職と連携をとることが重要となる.

　精神症状の程度によっては薬物療法を併用することもある.精神症状の程度がうつ病と診断される範疇であれば,抗うつ薬の投与も必要となりうる.また不安や不眠に対し抗不安薬,睡眠薬を対症療法として処方することもある.

　本事例においても,療養のみでは改善が乏しく精神症状が増悪傾向である場合は薬物療法を検討しなければならない.競技を行えている場合,アスリートはパフォーマンス低下をもたらし得るような薬物療法には消極的であり,向精神薬に伴う副作用に十分留意し処方は最小限とする.具体的には抗うつ薬投与に伴う消化器症状,体重増加,傾眠,ベンゾジアゼピン系薬剤に伴う筋弛緩作用や鎮静作用などに注意する.一方で病状から薬物療法が必要と判断したら躊躇せず投薬を勧めなければならない.なお,アンチドーピングに抵触する薬物は,精神科領域では中枢神経刺激薬,βブロッカーなどごく一部である.

　アスリートのメンタルサポートに従事する医師として求められることは,

88002-930 JCOPY

トレーナーやスポーツ心理職とも密接な連携をとった上で，最短で競技復帰し最大パフォーマンスを発揮できるような，適切な診断と治療である.

（中島和樹）

文献

1) Meeusen R, Duclos M, Foster C, et al. : Prevention, diagnosis, and treatment of the overtraining syndrome : joint consensus statement of the European College of Sport Science and the American College of Sports Medicine. Med Sci Sports Exerc, 45(1) : 186-205, 2013
2) 日本精神神経学会（日本語版用語監修），髙橋三郎，大野 裕（監訳）：DSM-5® 精神疾患の診断・統計マニュアル. 医学書院，東京，p.160，2014

スポーツ心理の視点から

Point

- アスリートは明るく元気（スポーツパーソン的性格）と思われがち だが，そうあろうとする本人の努力により，気分の落ち込みが見え づらくなっていることがある．
- 気分の落ち込みを呈するアスリートに対して，安易なメンタルトレ ーニング指導は適切ではない．
- 不必要なストレスを減らすためにも，コーチや保護者などアントラ ージュへの教育が重要である．
- 心理アセスメントでは,共感的理解と同時に診断的理解が求められる.
- 心身の不調をきっかけにカウンセリングを通じて心の成長を遂げる アスリートもいる．

1 スポーツパーソン的性格

　スポーツ心理領域において，本事例のように気分の落ち込みを主訴と しての来談は，比較的多く認められるものの1つである．その多くは練習 への意欲減退に伴って，競技パフォーマンスの低下や集中力の低下，練 習への遅刻などが認められることが多く，その状況を周囲が心配すること で，来談に結び付くことが多い．本事例でも，学生トレーナーを伴って， スポーツカウンセリングルームへと来談しているように，アスリート本人 よりも周囲が異変に気づくことで来談に結び付く例は少なくない．

　一般的に，アスリートは明るくて元気であると思われている．実際に， 1960年代後半より盛んに実施された，性格検査などを用いた調査研究か らは，アスリートは非アスリートに比べて，情緒的に安定しており，思考 的には外向的で社交的であり，行動的特徴としては活動的で男性的であ ると言われる．性格検査の種類を変えても同様の結果の得られることが 多く，これらの特徴を総じて「スポーツマン的性格」と呼んでいるが[1]，女 性にも同様の傾向の認められることからスポーツパーソン的性格と呼ぶこ ともできるかもしれない．

88002-930 JCOPY

ただしこれらの特徴は，本人の生まれ持っての性格特性というよりは，競技環境への適応を図る上で身につけた，役割上の性格特性と見たほうが良い．気質的には，内向的で反芻思考のアスリートであっても，チームメイトとの交流では努めて明るくポジティブに，外向的なアスリート像を演じている者も少なくない．競技環境への行き過ぎた適応により心身の健康が損なわれる例（過剰適応）もある．したがって，特にチームスポーツでは，明るく元気であろうとするため，気分の落ち込みなどが表面化しづらいことに注意が必要である．要するに，この問題の発端は来談よりずいぶん前に始まっており，本人の明るく元気であろうとする努力により，見えづらくなっていることを理解する必要がある．

② メンタルトレーニングの功罪

本事例においても，意欲の減退は来談よりも前に自覚されており，その状況を改善するために，本事例はメンタルトレーニングを試みている．日本スポーツ心理学会は，メンタルトレーニングについて「アスリートをはじめとするスポーツ活動に携わる者が，競技力向上ならびに実力発揮のために必要な心理的スキルを習得することを目的とした，スポーツ心理学の理論に基づく体系的で教育的な活動である」と定義している[2]．このことからも明らかなように，スポーツ心理学や関連する応用心理学の研究成果に基づき，実践されるべきものである．また，『スポーツメンタルトレーニング教本』の改訂にあたっては，「競技力向上・実力発揮に加えて，心身の健康や人間的成長も視野に入れた活動である」と付け加えられており，アスリート・センタード（アスリートの主体性の尊重）の立場が明記されている．つまり，メンタルトレーニングを通じた競技力向上や実力発揮の支援の際には，アスリートの心身の健康状態に配慮することが重要であり，担当者には心理アセスメントに関わる知識・技能が求められると考えている．そのため，日本スポーツ心理学会が認定する「スポーツメンタルトレーニング指導士」の資格認定研修などでは，スポーツドクターによる精神疾患に関する講義などを通じて，心理アセスメントの基礎知識が得られるようにしている．

一方，アスリートに対してメンタルトレーニング指導を行う担当者の背

景はさまざまで，こういった臨床心理学や精神医学に基づく心理アセスメントの知識を持たないメンタルトレーナーやメンタルコーチも少なくない．前述のとおり，アスリートの中には本人の明るく元気であろうとする努力により，気分の落ち込みなどが見えづらくなっている例があることを考えると，例えばうつ症状を隠しているようなアスリートに対して，励ましやモチベーションアップを目的とした目標設定などの指導が行われてしまうことが心配される．本事例でも目標設定の指導がなされた後，ほとんど実行できないことを気に病み，より大きな気分の落ち込みを体験している．目標設定による一時的な気分の高揚は，その後の落ち込みをさらに大きくすることがあり，心理アセスメントに基づかない安易なメンタルトレーニング指導は慎むべきである．

3 アントラージュへのアウトリーチとストレスマネジメント教育

　アスリートを取り巻くコーチや保護者，すなわちアントラージュは，アスリートであっても気分の落ち込みなどの状況に陥る可能性のあることを理解しておく必要がある．本事例のように，練習への遅刻や授業の欠席など，日常生活にも波及するような状況になって初めて周囲が気づくことが一般的である．その前の段階で，例えばコーチがパフォーマンスの停滞や集中力の欠如といった状況に気づくことができれば早期発見につながるかもしれない．その際には，理由を問い詰めたり安易なアドバイスや励ましをするのではなく，本人の訴えに耳を傾け（傾聴），心情への理解を示すこと（共感）が重要である．

　あわせて，アスリートに対して不必要なストレスが加わらないような注意が必要である．本事例では膝と腰に慢性的なスポーツ障害を抱えており，その対処も十分でなかったし，また遅刻に対してはコーチから「坊主にしろ！」のような不適切な暴言が認められている．スポーツ指導における体罰やハラスメントはアスリートにとって不必要なストレスの最たるものであり，これらの根絶もアントラージュに対する教育とスポーツ環境の整備において重要な課題になっている．

　競技環境にストレスはつきものである．したがって，ジュニア・ユース年代にあるアスリートの心身の健全な発育発達や不調の予防のためには，

88002-930 JCOPY

ストレスマネジメント教育が効果的である．ストレスマネジメント教育では，ストレスを引き起こすきっかけとなった出来事をストレッサーと呼び，コーピング（対処法）を適切にすることでストレス反応を緩和できることを学ぶ．中学生や高校生が，競技における優勝劣敗の価値観だけで評価されることは，大きなストレスを生み出すと同時に，心の成長にも歪みをもたらす場合がある．試合での勝敗はストレッサーにすぎず，心身の悪影響をもたらすストレスとするのではなく，成長の糧にできるような経験が必要となる．

　ストレスマネジメント教育では，適切なコーピング（対処法）を学ぶ過程で，ストレス反応が自身の信念や思考体系と密接に関係して生起することを知る．その過程では，前述したようなスポーツパーソン的性格の成り立ちについても伝え，仮にチームでの役割上，ポジティブな態度が求められるとしても，そのあり方は自分に合った方法で良いことなども説明すると良いだろう．最近では，あえて将来に対して悲観的な考えをもつことで入念な準備を行い，結果的に高いパフォーマンスをあげるような，防衛的悲観主義と呼ばれるアスリートの存在などもわかっている．アスリート一人ひとりの個性に合ったストレスマネジメント教育が重要となっている．

4 共感的理解と診断的理解

　本事例のように気分の落ち込みを訴えるアスリートが来談した場合，心理職がしなければいけないことは，共感的な理解と同時に診断的な理解を適切に行うことである．共感的理解と診断的理解は，主観性と客観性の両方が求められる重要な作業になる．まずは安心して話をしてもらうために，傾聴と共感を心掛け，受容的な態度で支持的に関わる必要がある．

　かつて筆者は研修時代にスーパーバイザーから，気分の落ち込みを抱えるクライエントに対しては「小鳥に話しかけるように，決して驚かせないよう，細心の注意を払って傾聴するように」と助言を受けたことがある．こちらのうなづき方や受け止め方が適切でないと，相手を驚かせ傷つかせてしまうことすらあることに注意したい．同時に，診断的な理解のために，病態がどのレベルにあるかについても，注意深く評価・査定を行う必要がある．そのため，共感的な雰囲気の中で，気分の落ち込みの度合い

や食欲，睡眠の状況などについて，丁寧に聴き取りを行う．中には，漠然とした希死念慮について話してくれる場合もあるので，共感と同時に客観的なアセスメントも必要となる．

　気分の落ち込みが大きくその期間が長く続いている場合，日常生活にも波及する問題を抱えていたり身体症状を呈していたりするような場合，さらに希死念慮などが認められる場合には，迷わず医療機関へリファーすべきである．このようなアスリートを心理職だけで抱え込まないようにしなければならない．メンタルトレーニングでは，試合での実力未発揮や目標未達成などによる一時的な挫折体験への対処として，モチベーションを上げるためのサイキングアップや集中的グループ体験等を用いる場合があるが，このような状況ではむしろ禁忌である．

　また，アスリート本人やチーム関係者が医療機関を受診することに消極的になることも見受けられる．特に，服薬に対する誤解や医療への知識不足が原因になっていることがあるので，スポーツドクターとの連携の下，アスリートに対して受診することのメリットをしっかり伝えることも，心理職の重要な役割となる．

5 アスリートの心の成長

　医療機関へのリファー後も，主治医の指示の下，心理職がカウンセリングを通じて支援することになる事例も少なくない．心理支援の結果，気分の落ち込みの背景に慢性的なスポーツ傷害への不十分な対処，ストレス対処スキルの未熟さなどがあることに気づく場合もあるだろう．自我支持的なカウンセリングによりうつ症状の改善が認められた際にはメンタルトレーニング技法の活用を通じて対処スキルの改善を図ることで，ライフスキルの獲得や心理的競技能力の向上が認められる場合もある．

　例えば本事例の場合，プロで活躍する弟との葛藤を意識化し，自身のキャリアについて改めて見直すことで，競技へのかかわりをより柔軟なものとしていくきっかけをつかんでいくことが期待できるかもしれない．スポーツカウンセリングでは，アスリートを取り巻く周囲の他者から得られる，有形・無形の援助，すなわちソーシャルサポートをうまく活用することが，彼らの心の成長と密接に関係することが示されている[3]．アスリー

88002-930 JCOPY

トの語る他者関係は「内的な取り組みの投影図」のようなものであり，カウンセリングでは，彼らの危機を救ってくれる存在が突如として現れたり，ストレスの源になっていた他者がサポーターへと変貌していくようなエピソードを聴くことがある．他者関係の変化が，彼らの心の成長を象徴的に示してくれることがある．

　先に紹介したメンタルトレーニングの定義において「競技力向上・実力発揮に加えて，心身の健康や人間的成長も視野に入れた活動である」と加筆したのには，上記のようなことを念頭においている．気分の落ち込みやうつ症状をきっかけに，アスリートがより人間的な成長の機会にできるかどうか，心理職の力量が試されている．

（土屋裕睦）

文献

1）花田敬一，竹村　昭，藤善尚憲：スポーツマン的性格．不昧堂書店，東京，1968
2）日本スポーツ心理学会 編：スポーツメンタルトレーニング教本，三訂版．大修館書店，東京，2016
3）土屋裕睦：ソーシャルサポートを活用したスポーツカウンセリング―バーンアウト予防のためのチームビルディング―．風間書房，東京，2012

3 眠れない

主訴（悩み） 試合が近づくと緊張で眠れない.

相談までの経過 高校時代より，大切な試合や合宿が近づくと眠りが浅くなっていた. 大学進学時は，部活への入部や入寮など変化は大きかったが，大きなストレスと感じてはいなかった. しかし寮は東京都内にあるため，交通事情の関係で日中の練習が困難である. そこで，4 時半に起床して，5 時から 7 時まで早朝練習に取り組んでいる.

大学 1 年次は，早朝練習後に食事当番として朝食後の片づけがあり忙しかったが，2 年次になったことで食事当番からも解放された. しかし，時間にゆとりができたことがむしろ災いし，早朝練習後に朝を摂ると眠くなってしまい，昼食前まで寝てしまうことがある. それにともなって，昼食が 14 時頃になってしまい，自ずと夕食も 20 時近くになってしまう.

ベッドに入るのは 22 時を過ぎることが多い. 寮の同部屋の先輩がオンラインゲームにはまっており，なかなか消灯させてもらえない. 仕方なくスマホで友人とメッセージ交換をしていると，23 時を過ぎてしまうこともある. 「明日も朝が早いので早く寝なきゃ…」と思えば思うほど，眠れなくなってしまう.

大学 1 年の間は，主力が 3 年生以上ということもあり，気楽な立場で臨めていた. 大学 2 年生の 4 月より，週末は自分に責任がのしかかる重要な競技試合が続くようになっていった. 試合シーズンが始まると，夏合宿で受傷した軽度の左足関節の痛みのせいもあったが，試合前夜には寝付くまでに 1 時間ほどかかる日が続いた. また，寝不足で臨んだ試合当日の夜も，試合成績に関係なく気持ちが昂ぶって寝付けないこともしばしば続いた. 10 月頃より平日，特に翌日の午前中に授業など予定がある日の前夜は，夜中にも 2，3 回目が覚めてしまい，午前 3 時か 4 時頃からはもう目が覚めている感じがしていた. 午前中には大学の授業もあったため，睡眠不足で授業や練習に臨まなければならない機会も増えてきた. 競技パフォーマンスだけでなく，学業にも支障が生じてきたと選手自身が不安を持ったため，同年 12 月に所属部活のトレーナーに相談したところ，保健管理センターの学生相談受診を勧められ，初回相談となった.

これまでの病気やケガなど 高校 2 年生時：練習中に転倒による脳震盪. 軽

度の意識消失の経験あり.

現在までの生い立ち 3人兄弟の第1子長男として出生発育. 乳幼児期の発育・発達異常の指摘なし. 地元の小中学校を経て, 当該競技では高名な私立高校へ進学.

家族歴 特記なし.

競技歴 中学校の頃は別競技でも上位に入るなど片鱗は見せていたが, 高校入学後に本格的に競技Aを開始した. 高校入学後まもなく頭角を現し, 高校2, 3年時に都道府県大会で優勝し, 全国大会へ出場. 競技Aの名門であるB大学へ進学. 1年生からレギュラーとして出場している. プロからも, 注目を浴びている選手である.

初回来談時の様子 年齢相応の服装で整容・礼節は保たれる. 明らかな応答潜時の遅延もなく, 表情も自然で穏やかであり, 疎通性も良好である. 回答時の抑揚もあり, 抑うつ気分を示唆する所見は認められない. 不眠は顕著であり, 秋頃からは寝つけず動画を見る時間が長くなり, 入眠に3, 4時間要している気がする. 4時頃からは目が覚めてしまっている. 平日は朝の練習に参加するために, 午前5時30分に起きるが, 朝はとてもつらく, 11月からは起きられず練習を休んでしまうこともあったという. 朝練習がない前日の夜も寝つきは悪く, 朝は同じ時間に目覚めてしまう. 大学の講義へ参加している日中も集中しづらいことや, 競技Aの練習中の指示を聞いているつもりでも頭に入っていないことが困っているとも話していた. 特に試合の前夜は, 試合そのものよりも, むしろ不眠のほうが, 2, 3日前から恐怖感がどんどん強まるとも言う.

精神科医の視点から　》》》》》

Point

〈気づいてほしいポイント〉

・1週間に3夜以上，かつ少なくとも3ヵ月間持続している不眠があり，苦痛やパフォーマンスの低下を引き起こしていれば，不眠症が疑われ対応が求められる．

〈対応〉

・選手は，睡眠環境や習慣など，自身の睡眠衛生を見直してみる．

・指導者やトレーナーは，選手の睡眠状態を確認する機会を持つ．

・日中のパフォーマンス低下や精神状態の変化に注意する．

・心理スタッフやトレーナーは，睡眠衛生指導を行ってみる．

・非薬物的なアプローチが奏効しない場合は，診断の再検討や薬物療法も視野に入れて，スポーツ選手の診療経験のある医師にリファーする．

◼️1 不眠症の定義と発見のポイント

　不眠症は頻度の高い代表的な睡眠障害の一つであり，6 ～ 10%の人が罹患していると考えられている[1]．アスリートにおいても，不眠症がみられることは珍しくない．アスリートの不眠症を扱った論文のメタ解析では，アスリートにおいても不眠症の罹患率が高いことが報告されている[2]．

　不眠症は，適切な睡眠環境のもとでも不眠症状（入眠困難，中途覚醒，早朝覚醒）があり，日中の日常生活に支障が生じているときに診断される．日中の機能障害には，倦怠感や集中力・注意・記憶の障害，抑うつ気分や焦燥感，意欲低下，日中の眠気，仕事中や運転中のミスや事故やケガの危険，睡眠不足に伴う緊張・頭痛・消化器症状など，さまざまな症状が挙げられる．不眠症状のみで生活機能障害がない場合には，不眠症とは診断されない．

　本事例においても，入眠困難や中途覚醒を主徴とした不眠症状だけでなく，「競技パフォーマンスだけでなく，学業にも支障」「大学の講義へ参

88002-930 JCOPY

加している日中も集中しづらい」「競技Aの練習中の指示を聞いているつ
もりでも，頭に入っていない」という，日中の機能障害がはっきりと認めら
れている．

　本事例は，原因によって分類する古典的な診断概念では，原発性不眠
症ないし精神生理性不眠症と診断されていた．現代でもこの用語は用い
られることが多いが，最新の操作的診断基準を用いると，『精神疾患の診
断・統計マニュアル（Diagnostic and Statistical Manual of Mental
Disorders 5th edition：DSM-5）』においては，「不眠障害」であり，睡眠
障害に特化した『睡眠障害国際分類第3版（International Classification
of Sleep Disorders, 3rd edition：ICSD-3）』では，「不眠症（Insomnia）」と
診断される．2つの診断基準はともに，不眠症を，精神疾患や身体疾患に
よる随伴症状とは区別せずに他疾患の併存症とみなし，独立した生活の
質（QOL）阻害要因として考えるという立場であることは共通している．

　診断基準では要因の有無を重視しないが，実際には不眠症の要因を特
定することは，対処を考えるうえでも重要である．不眠症の要因として，
明確なストレスによって生ずる短期の適応障害性不眠症（一過性不眠症），
身体疾患や治療薬に伴う不眠，不規則な生活リズムや長すぎる昼寝など
生活因子によるもの，精神疾患に伴う不眠症，ストレス等で生じた夜間不
眠が慢性化して眠れない日々を繰り返すうち，不眠への恐怖そのものによ
り不眠が増悪する悪循環を形成する精神生理性不眠症，正常な睡眠がと
れているにもかかわらず強い不眠感を訴える逆説性不眠症などに分類さ
れる．本事例の場合は，適応障害性不眠症の不眠が遷延し，不眠への恐
怖そのものにより不眠が増悪する悪循環を形成する精神生理性不眠症に
発展したケースと考えられる．

　発見のポイントとしては，1週間に3夜以上，かつ少なくとも3ヵ月間
持続している不眠があり，臨床的な苦痛や社会生活上の機能障害を引き
起こしていれば，診断基準からみても不眠症が疑われ，医療的な対処が
必要になるということである．しかし，不眠症はあくまで併存疾患という
捉え方であるため，外傷による疼痛や脳震盪，オーバートレーニングとい
った身体的要因による不眠，あるいはうつ病や不安障害，発達障害など
精神疾患の存在も念頭に置く必要がある．

2 選手には睡眠衛生指導を知ってもらおう

　試合前の緊張や，試合後の興奮，遠征先で異なる睡眠環境などから，選手にとって不眠はしばしば経験する症状であると考えられる．したがって，ともすれば選手自身だけでなく周囲も，不眠を軽視する恐れがないわけではない．

　前述のとおり，日中の機能障害がないならば，過度の睡眠への心配は，かえって不眠を悪化させる．特に試合の前日の夜だけ眠れない，あるいは試合の当日の夜だけは寝付けないといった，限定的で機能障害が続かない場合は，過度に心配しないことである．

　しかし，不眠の頻度が週3回以上に及べば，日中の倦怠感や意欲，集中力の低下など，支障が生じてくるだろう．相談する前に自分でできることは，自分の睡眠習慣を見直すことである．不眠症の治療でまず初めに行われる治療法は，「睡眠衛生指導」と呼ばれるものである．睡眠衛生指導は，質の良い睡眠を取るための生活習慣などに関する知識を習得することを目的として，通常は医師ないし心理スタッフから行われるものである．『睡眠障害の対応と治療ガイドライン』[3]のなかの「睡眠障害対処12の指針」を参考にして，自分の睡眠習慣の修整を試みてみよう．「睡眠障害対処12の指針」は，いろいろなウェブページで紹介されているので，検索し閲覧することが容易である．

　それでも不眠が改善せず，日中の機能障害が続く場合には，医療職への相談をためらわないことである．チームドクターがいれば，相談をもちかけてみよう．チームドクターがいない，あるいはなかなか話す機会がない場合には，コーチやトレーナーなどに相談すれば，相談できる専門家の情報を紹介してくれるかもしれない．それでも相談可能な専門家が見当たらない場合には，日本スポーツ協会のサイトから，内科医ないし数は少ないが精神科医のスポーツドクターを検索するのも一つの方法である．あるいは，日本スポーツ精神医学会のサイトには学会所属医師のリストが公開されており，アスリートの治療に長けている医師の情報を得ることができる．

88002-930 JCOPY

3 コーチや家族は選手の不眠の状態確認・対応を

　疲れているからよく眠れるだろうというのは誤った見解であり，アスリートにも不眠が少なくないことを知ることが第一である．そのうえで，緊張や興奮による一過性の不眠なのか，頻度が週3回以上となっておりパフォーマンスへの影響が現れそう，ないしはすでに支障が生じて不眠が慢性化しているのかを，区別することである．

　試合前後の一過性の不眠であって，日中のパフォーマンスに支障が生じず問題がないのならば，過度に心配させる必要はないだろう．「一晩くらいの寝不足ならば，そう心配しなくてもよい」ぐらいに言えば，選手も安心することが多い．

　一方で不眠が慢性化して，練習や学業，仕事など日常生活に影響が出ている場合である．不眠によって練習や試合のパフォーマンスに不調が生じているかは，本人の主観的な感覚があれば判断に困らないが，本人の自覚が乏しい，あるいは本人がパフォーマンスの低下を睡眠のせいと認識できていないことも少なくない．パフォーマンスだけでなく，仕事や学業の成績や注意・集中力，意欲低下や抑うつ気分，情動不安定を呈していれば，当事者の睡眠状況を確認しておくのがいいだろう．アスリートのメンタル不調を確認する質問はしづらいものだが，「最近ちゃんと寝ているか」など睡眠状態を問う質問は，指導者や家族は質問しやすく，選手としても答えやすい質問である．

　問題は，日常生活に支障が生じる不眠の慢性化をいかに防ぐかである．不眠が続いたときには，相談しやすい関係や環境作りが重要である．選手は不眠が生じていても，誰にも相談せず抱え込んでいる場合も多い．夜中に起きている，ベッドから離れているなど，気になる徴候が報告されたときには，指導者から睡眠について確認する機会も必要である．選手に睡眠とパフォーマンス，メンタルヘルスの重要性を理解してもらうことも重要であり，普段からアスリートにとって睡眠が効率的なリカバリーのために欠かせない[4]ことを指導し，睡眠衛生のために大切な睡眠習慣をこころがけてもらうのが望ましい．

4 心理職からリファーして欲しいポイント

　不眠が認められ選手が対処を求めてきたときには，適切な睡眠の知識をもってもらう睡眠衛生教育や，睡眠に対する誤った認知と行動を修整していく不眠症に対する認知行動療法（cognitive behavioral therapy for insomnia：CBT-I）が，優先してとられる対処であると考えられる．しかし，こういったプライマリな対処にもかかわらず慢性化した不眠が改善しない場合には，腰痛や頸椎症など身体疾患や頭部外傷，脳震盪など脳器質性要因の除外など，不眠を鑑別し再評価する必要が生じてくる．また，不眠の遷延化は睡眠恐怖ともいえる状況を作り出していることも多く，時間のかかる非薬物的アプローチより，効果の表れやすい薬物療法を導入したほうが治療的であることも少なくない．

　したがって，適正な医療機関へのリファーが重要であるが，アスリートの不眠とメンタルに理解をもつ医療者へ紹介することが重要である．なかには，アスリートに対して，睡眠衛生を重要視するあまり，競技を軽視した助言や治療方針を提示する医療者もいる．具体的には，「睡眠は健康にとって大切なので，競技はやめたほうがいい」といった内容である．睡眠医療を含む医療において，SDM（Shared-Decision Making：共同意思決定）という概念が重視されるようになってきている．SDMとは，治療ゴールや治療の好みを決めるために，医療者と患者本人が現在の状況を理解し，責任を話し合って，2人で適切な治療を見つけ出すことと定義される[5]．アスリートの医療においては，決定に難航する場合もあるかもしれないが，重要なプロセスであり，SDMを実践できる医療者へのリファーが望ましい．

　SDMの概念を紹介したのは，医療者への紹介に消極的ないし拒否感を示すアスリートもいるかもしれないからである．自分のアイデンティティにも等しい競技生命に関わるかもしれず，アスリートはより強い医療への不安と警戒感をもっているかもしれない．心理職は，安心して紹介できる医師のコネクションを築いておくことが求められる．選手のほうも，心理職から医療者のキャリアや人となりを体験談として話してもらえれば，警戒心も和らぎ，距離も近くなるだろう．　　　　　　　　　　　（西多昌規）

88002-930　JCOPY

文献

1）Ohayon MM: Epidemiology of insomnia: what we know and what we still need to learn. Sleep Med Rev, 6 : 97-111, 2002
2）Gupta L, Morgan K, Gilchrist S : Does Elite Sport Degrade Sleep Quality? A Systematic Review. Sports Med, 47 : 1317-1333, 2017
3）内山　真編：睡眠障害の対応と治療ガイドライン（第3版）．じほう，東京，2019
4）西多昌規：アスリートにおける睡眠の重要性．臨床スポーツ医学，36；716-718，2019
5）Paul DJ, Jones L, Read P : Shared Decision-Making: Some cautionary observations in the context of elite sport. Sports Med Open, 8 : 44, 2022

Case

3

眠れない

Point

- 睡眠に関する正しい知識を持つ．不眠をもたらしている要因を改善する．
- 睡眠を中心に，食事や練習時間など，生活リズムを記録する．書き出すことが大切．
- コーチや家族は，朝の表情に生気があるか，寝坊や遅刻がないか，朝食を食べられているかをチェックする．
- 寝床で睡眠以外の行動をしない．寝床にいる時間と実際の睡眠時間を近づける．
- 特に寝床でのスマートフォンやスマートウォッチの使用には要注意.

1 事例のアセスメントと治療方針

　多くのアスリートは，睡眠の問題に心理面が関連するという認識をもっていないため，試合前，緊張して「眠れない」など，あくまで競技パフォーマンスの低下や不調などを語る流れの中で，日常生活上の問題点などを確認する中で訴えの1つとして，「眠れない」と語られることが多い．スポーツ心理領域において，心理サポートの過程で不眠を訴えるケースもあるが，本事例のように不眠を主訴としての来談は，極めて稀となる．

　「眠れない」状況を改善する方法の1つとして，認知行動療法が用いられる．認知行動療法とは，「ストレスの問題を認知と行動の工夫を通じて自己改善するための考え方と方法の総称」[1]である．精神医学領域では，うつ病や不安障害などの治療の一つとして効果が確認されている．競技力向上のために，スポーツ心理領域で一般的に行われるスポーツメンタルトレーニングは，認知行動理論に基づいているものが多い．よって，認知行動理論を基礎理論とする認知行動療法は，アスリートにとって親和性が高いアプローチである．プレー中に「ミスしてしまうのではないか」と考えてしまい，プレーに集中できない．課題がなぜ生じていて，どうすれば課題を改善できるかわからず困っている．そんなアスリートには認知行動

88002-930 JCOPY

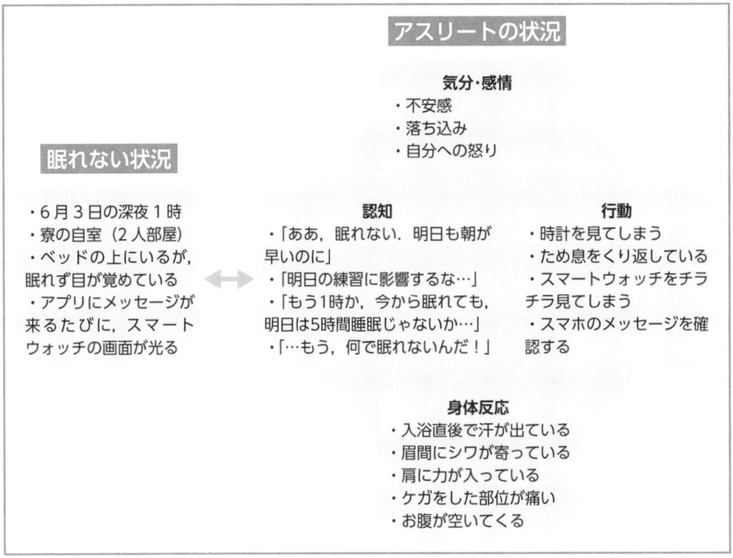

図1　「眠れない」のアスリートのアセスメント

(伊藤絵美：ケアする人も楽になる認知行動療法入門 BOOK 1. 医学書院，東京，2011[2] を
もとに著者作成)

療法を推奨したい．

　認知行動療法では，目の前のクライエントがどういう状況にいるか？
を理解することから始める．そのために，「眠れない」といったストレス状
況と，それに伴って自分に生じる反応を記述する（これを外在化と呼ぶ）．
このように，ある枠組みに沿って，自分の体験を書き出して整理する作業
をアセスメントと呼ぶ[2]．アセスメントを行ったうえで，クライエントの「眠
れない」がどういったメカニズムで起きているのかを理解する．そして，
改善のためにクライエントと心理職が話し合いながら，共同作業を行うの
が認知行動療法である．

　不眠症に対しても，認知行動療法は用いられている．不眠症に対する
認知行動療法（cognitive behavioral therapy for insomnia：CBT-I）とい
った治療プロトコルが確立した治療法が効果的とされている．岡島[3] によ
ると，CBT-I は，不眠の維持要因となっている生活・睡眠習慣を明らかに
し，修正することによって，睡眠改善につながる生活習慣を身につけるこ
とを目的とした心理療法である．本事例のように慢性・持続的な不眠を認

める場合には，CBT-I を実施することが有効と考えられる．以下に，CBT-I で標準的に実施される治療技法[3〜5]を紹介する．

①**睡眠日誌の記録**：睡眠日誌を毎日記録してもらい，その記録をもとに治療効果を評価する．アスリートに対しては，睡眠だけでなく，練習や食事についても記録を求める場合がある．朝練習は何時から行われているか，日中の練習は何時まで行われているか，自主練習をどれくらいの頻度で行っているか，朝食は摂取しているか，夕食の時間は遅すぎないか，朝食・昼食・夕食の間隔は適切かといった，睡眠に影響する可能性がある要素を確認するためである．また最近は，スマートウォッチ（ウェアラブル端末）を使用しているアスリートも多く，スマートウォッチを睡眠記録に用いる者も少なくない．記録をする上では便利かもしれないが，意図せず寝床でスマートウォッチを見てしまうことや，スマートウォッチを装着することが不眠をもたらしていないかに注意が必要である．

②**心理教育・睡眠衛生指導**：科学的根拠に基づいた睡眠に影響を及ぼす環境・身体的要因について説明を行うとともに，睡眠を妨害するような要因を調整するための行動変容を促すことを目的とする．具体的には，不眠の発症・維持のメカニズム，体温と睡眠，睡眠 - 覚醒リズム，生活習慣などの睡眠に関する正しい知識と理解を深めることを目指す．たとえば，「入浴した後，すぐに寝るのがよいと思っていた」「寝床に就いたら，まず考え事をしてしまう」「時計を見ると，眠れていないことに焦ってしまってさらに眠れなくなる」という気づきが報告されれば，「寝る2時間前に入浴する」「考え事をしていると気づいたら，身体を起こして考えていることを紙に書き出す」「アラームを設定して，寝床に入ったら時計は見ない」ことを実践してもらう．寝ようと努力するのではなく，寝るための環境を整える視点を持てるようになることが肝要である．イメージトレーニングを寝る前に行うことによって覚醒してしまい眠れなくなるというアスリートもいる．その場合は，イメージトレーニングを行う時間帯を決めておくことが有効である．

③**リラクセーション**：覚醒状態を沈静化させるために，筋弛緩法などのリラクセーションを行う．筋弛緩法とは，身体のさまざまな部位に力を入れて抜くことを繰り返すことで，力の抜き方を習得する技法である．この

88002-930

筋弛緩法は，競技場面で代表的に用いられるリラクセーションであり，アスリートにとっては比較的用いやすい技法と考えられる．大きな試合の前日だけ緊張感が若干高まってしまい少しだけ眠りにくいというアスリートであれば，筋弛緩法を行うだけで有効な場合もあるだろう．

④**睡眠スケジュール法**：規則的な睡眠‐覚醒リズムを再構築することや，実際に寝ている時間と寝床で横になっている時間のズレを修正することを目的として行う．例えば，朝は目から日光を取り入れたり，日中は横にならずに活動的に過ごしたりするための工夫を検討する．また，「臥床時間を実質睡眠時間＋30分に設定することで睡眠の質を高める」「15分経過しても眠れなければ離床する」「スマートフォンを操作するなど睡眠以外の活動を床上では行わない」といったことも望ましい．

⑤**認知的介入**：睡眠に対する思い込みが強いために覚醒反応が生じている場合は，不眠に関連する考え方を修正する認知的介入を行う．例えば，「8時間以上眠らなければ翌日の練習に支障が出るため，22時には寝床に就かなければいけない」と認知しているアスリートがいるとする．このアスリートであれば，必ずしも睡眠時間だけが日中の支障を決めるわけではないという気づきを促すため，睡眠日誌を見返して，寝床に就いた時間，睡眠時間，熟睡感，練習の支障度の関連を検討する．その結果，アスリート自らがその認知に気づくように関わることが重要である．

　不眠症に対する認知行動療法について詳細に知りたい場合は，井上・岡島[4]に掲載されている「不眠の認知行動療法実践マニュアル―治療者ガイド」を参照してほしい．なお，井上・岡島[4]が強調するように，不眠症に対する認知行動療法を実践する際に重要なのは，マニュアルどおりに治療技法を行うのではなく，目の前のアスリートが抱える問題に合わせて治療技法を選択し，適用することであると肝に銘じたい．

（荒井弘和）

文献

1）伊藤絵美：伊藤絵美の認知行動療法入門講義 上巻．公益財団法人矯正協会，東京，2016
2）伊藤絵美：ケアする人も楽になる認知行動療法入門 BOOK 1．医学書院，東京，2011
3）岡島 義：CBT-Iの理論と実践．心身医学，58：616-621，2018
4）井上雄一，岡島 義：不眠の科学．朝倉書店，東京，2012
5）岡島 義：不眠症．60ケースから学ぶ認知行動療法（坂野雄二監）．北大路書房，京都，p.273-277，2012

4 吐き気・動悸がする

主訴（悩み） 練習に行く前や練習中に吐き気・胸がバクバクする.

相談までの経過 X－1年4月, 全国大会の出場が決まる大事な大会の前, キャプテンのAは, 部活内のゴタゴタに時間を取られており, また大学の授業の大事なレポート提出も重なり, 睡眠時間も少なく, 多忙を極めていた. 大会では, 予選に向かう際に吐き気をもよおしたが, なんとか戦い抜き, その後も勝ち進み, ギリギリ全国大会の出場権は得た. その後, 体調は回復したが, 大会以降練習に行こうとすると激しい嘔気に襲われることが増えた. 実際に何度か吐いたりもした. 内科で上部消化管に関して精査（胃カメラ）されたが異常は認められなかった. そのうち, どうにか練習に行けても吐き気が生じ, 心臓が締め付けられ, 胸がバクバクしてくるようにもなってしまったため, 練習に行くことも嫌になり, 時々休むようになってしまった. 結果として, パフォーマンスも低下してきたため, 受診した.

これまでの病気やケガなど 高校生時に鉄欠乏性貧血で数ヵ月治療歴あり.

現在までの生い立ち・競技歴 3人兄弟の第1子長女として出生発育. 乳幼児期の発育・発達異常の指摘なし. 小学校3年生から当競技を開始, 小学校, 中学校と全国レベルで活躍し, スポーツ推薦で私立高校・大学へ進学. 学校での成績も良く, 責任感の強い性格で, 学級委員をつとめることが多かった. これまで特に学校や競技において問題はなかった.

家族歴 両親共に学生時には体育会系であり, Aの競技での活躍をとても応援してくれていた. Aには年の離れた妹（次女）, 弟（長男）がいた. Aが中学2年生の頃, 父親が不慮の事故で亡くなり, 以来, 母親は女手一つで3人の子どもたちを育ててきた. 長女であるAも, 小さい兄弟の面倒をよく見てきた.

初回来談時の様子 年齢相応の服装で整容・礼節は保たれる. 明らかな応答潜時もなく疎通性も良好.

精神科医の視点から

> **Point**
> ・身体の症状まで詳しい検査で原因がないか，確認してもらおう．
> ・選手本人はどういう時に嘔気が出やすいか，頻度や持続時間などを
> 　伝えられるようにしよう．
> ・身体の不調により起こされている日々の変化（競技中・日常生活上
> 　の精神面や行動面）を観察し声をかけられるようにしよう．
> ・心理支援職は身体愁訴が心理的問題であるなら，競技不安である
> 　か，病的不安であるか意識したアセスメントを行おう．

■1 事例のアセスメントと治療方針：原因を詳しく調べること

　吐き気（嘔気）・嘔吐が出現し，繰り返し続くことに不安も出現した選手の事例であったと考えられる．精神医学上の大きなカテゴライズでは「不安症（anxiety disorder）」に当てはまる可能性がある．長期間症状に悩まされた点や，大きな大会がきっかけになっている点から，本人・保護者も心理的要因が疑わしいと考えて相談されたかもしれない．しかし，医療者側の視点からは容易に心理的問題と判断しない点が重要となる．身体症状について生命の危険を伴うものが原因ではないか考慮することが重要であり，本事例には一致しないものの不安を伴っていなければ身体症状に対する詳しい検査を実施することが望ましい．医療機関では血液酸素飽和度，胸部レントゲン写真，CT，血液検査で甲状腺機能亢進症などの鑑別を行い，吐き気や動悸に対する除外診断を行う．また，女性アスリートでは妊娠による悪阻なども鑑別に挙げられ，それらの検査により嘔気の原因が表1のように心不全や呼吸不全など緊急性の高い疾患によって引き起こされていないことを入念に確認する．

　精神科医の視点から本事例は短時間ではないもののしばらくして軽快する不安感や身体症状である点からはパニック発作が疑われる．パニック発作とは，ある限定した時間内に激しい恐怖感や不安感とともに「息苦しさや息切れ」「喉が詰まったような窒息感」のような13の症状のうち4

表1　悪心嘔吐の一般的な原因

①消化器疾患
・消化性潰瘍，食道裂孔ヘルニア，逆流性食道炎，急性虫垂炎，急性肝炎，慢性肝不全，薬物性肝障害，アルコール性肝障害，閉塞性黄疸，急性膵炎，慢性膵炎，上腸間膜動脈症候群，腹部手術後腸管の虚血（上腸間膜動脈血栓閉塞症など），腸閉塞，胃蠕動の低下，機能性胃腸症

②急性胃腸炎
・ウイルス性：ロタウイルス，ノロウイルス，アデノウイルス
・細菌性：カンピロバクター，サルモネラ，ビブリオ，大腸菌

③薬物
・化学療法剤（シスプラチン，5-FUなど），NSAIDs，経口避妊薬，ジギタリス，抗不整脈薬，β遮断薬，抗菌薬（マクロライド系，テトラサイクリン系，ST合剤），サラゾピリン，アザチオプリン，抗パーキンソン薬，テオフィリン，麻薬

④中枢神経疾患
・頭蓋内圧亢進（脳腫瘍，脳炎・髄膜炎，ヘルペス脳炎，脳血管障害，頭部外傷）
・片頭痛
・心因性嘔吐
・周期性嘔吐症候群
・神経性食欲不振症　過食症
・迷路障害（メニエール症候群，良性発作性頭位性めまい症，めまい）

⑤その他
・虚血性心疾患
・心筋炎
・妊娠悪阻
・急性緑内障発作
・尿毒症
・糖尿病ケトアシドーシス
・高カルシウム血症
・アジソン病，副腎不全
・急性アルコール中毒

（加藤なつ江編集代表：外来医マニュアル，第4版. 医歯薬出版，東京，p.204，2018[1]）より転載）

つ以上が突然出現し，10分以内に発作のピークへ達する状態である[2]．4症状に満たない場合は，パニック不全発作と診断される場合もある．

　本事例では「また嘔吐してしまうのではないか」といった予期不安という症状も出現しつつある状態で相談しに来ている．予期不安とは「きっかけもなくいつまた起きるかもしれない発作に怯える」という症状で，1ヵ月以上持続する場合はパニック症（パニック障害）と診断される．すなわちパニック症の診断の中において短期間で軽快するパニック発作を認めることがあっても，パニック発作がなくてもパニック症と診断されることも

88002-930　JCOPY

表2　パニック発作を伴うその他の疾患

パニック症	きっかけなく突然に生じる
広場恐怖症	閉所や人混み，電車などで生じる
社交不安症	人前で緊張して生じる
PTSD	過去の恐ろしい体験を思い出して生じる
分離不安症	親と離れて不安になって生じる
限局性恐怖症	高所やクモなど，いわゆる「〇〇恐怖」で生じる

ある．また，パニック発作はパニック症だけでなくその他の不安症でも認めることがある（表2）．

2 治療・対応：本人が表出・捉えることから始めよう

　パニック発作に対しては「一定の時間が経てば無事に終わる体験であること」を選手本人や関係者と治療者側が共有し不安を和らげることが重要となる．以前は過呼吸などの発作に対してペーパーバッグ法という紙袋を用いた対応が行われていたが，現在は推奨されていない．選択肢の1つとして抗不安薬を用いた不安軽減などもあるが，補助的に短期間に留めた服薬治療が望ましい．

　パニック症に対し有効とされている治療法は心理療法，薬物療法，自助療法などがある．定期的な有酸素運動が不安の軽減に有効であるとされる報告もあり[3]，生活上の助言（カフェインを避ける生活，運動の推進，など）を行いながらパニック症に関する知識を提供することで不安が和らぐという報告もある[4]．パニック症における心理療法の1つに認知行動療法があり，有効性が示されている[5]．その構成要素は，1) 不安に対する認知行動的心理教育，2) 予期不安の提言と回避行動の消去に関する認知行動的心理教育，3) 身体反応のコントロール法の練習，4) 曝露法導入と回避行動の消去，5) 行動と認知の修正，からなり，効果発現は比較的早いとされている[6]．認知行動療法の構成要素である身体反応への対応の1つとしてリラクセーション法が行われ，筋弛緩法や呼吸法の練習が含まれる．これらの技法はスポーツ心理学におけるメンタルスキルトレーニングとしても有用とされており，共通する領域と言える[7]．薬物療法ではパニック症の保険適用のある抗うつ薬による治療が一般的で，長時間型ベン

ゾジアゼピン系抗不安薬を併用する場合もある．治療開始にあたっては可能性のある副作用，中断・離脱症状，効果発現までの予測される経過，および服薬の必要性などを十分に説明・提供して行われる．

3 周囲の関わり方や対応：日々の変化の確認を

　パニック症やパニック発作を含めた不安症である本事例への周囲の関わり方・初期対応として『メンタルヘルス・ファーストエイド』で簡潔にまとめられている[8]．支援開始にあたっての声掛け・リスク評価では，相手の不安を心配していると声かけしながら落ち着ける適切な時間と場所を見つける．パニック発作やトラウマ的な出来事の有無を確認しリスク評価を行う．困っている人がわかっていると感じてもらえるような共感的な態度で話を聴く．その際には批判せずに自分の信念や反応をひとまず横に置いて，支援する相手の感情，思考，経験に焦点を当て丁寧に聞き続ける．その後に安心へつながる支援と情報を提供し，必要であれば本人の意思を尊重しながら専門家・専門機関による支援が必要かも話し合う．また，精神保健福祉センターなど公的相談機関や厚生労働省など信頼性の高い情報媒体からリラクセーション法など自身で対応可能なスキルについての情報も共有することが重要とされている．

4 不安のアセスメントについて：心配される不安？　競技不安？

　最後にアスリートにおける不安について述べる．競技レベルが高く日常も競技生活が大半を占めているようなトップアスリートにおいて，不安症状が相談するに相当する程度のものか判断することが難しい状況を生じることがある．具体的には競技に関する不安でも表3のように健康範囲内の不安であるか，病的な不安であるか，判断が難しい場合は身近な周囲からでも良いので相談することを検討することが望ましい．この点は選手本人だけで抱えずに，周囲や心理支援職を含めた包括的なサポートが求められる点である．

（山口達也）

88002-930 JCOPY

表3　不安の種類と特徴（対象あり：恐怖　なし：不安）

不安の種類	特徴
健康範囲内の不安 （競技上にとどまっている？）	理由（対象）がある 表現できる わかってもらえる 我慢できる 長く続かない いったん去れば気にならない
医学的に病的な不安 （1〜6ヵ月以上長引いている？）	漠然としたおそれの感情 我慢できる程度を超える 身体症状を伴う 長期間持続 慣れを生じにくい

判断しにくい

Case **4** 吐き気・動悸がする

文献

1) 加藤なつ江編集代表：外来医マニュアル，第4版．医歯薬出版，東京，p.204，2018
2) 日本精神神経学会日本語版用語監修，髙橋三郎，大野　裕監訳：DSM-5 精神疾患の診断・統計マニュアル．医学書院，東京，p.67，861，2014
3) Lattari E, Budde H, Paes F, et al. : Effects of aerobic exercise on anxiety symptoms and cortical activity in patients with panic disorder : a pilot study. Clin Pract Epidemiol Ment Health 14 : 11-25, 2018
4) Rollman BL, Belnap BH, Mazumdar S, et al. : A randomized trial to improve the quality of treatment for panic and generalized anxiety disorders in primary care. Arch Gen Psychiatry 62(12) : 1332-1341, 2005
5) Beck AT, Sokol L, Clark DA, et al. : A crossover study of focused cognitive therapy for panic disorder. Am J Psychiatry 149(6) : 778-783, 1992
6) Pollack MH, Otto MW, Kaspi SP, et al. : Cognitive behavior therapy for treatment-refractory panic disorder. J Clin Psychiatry 55(5) : 200-205, 1994
7) Mehrsafar AH, Strahler J, Gazerani P, et al. : The effects of mindfulness training on competition-induced anxiety and salivary stress markers in elite Wushu athletes: A pilot study. Physiol Behav 210 : 112655, 2019
8) Kitchener B, Jorm AF, Kelly C 著，大塚耕太郎，加藤隆弘，小原圭司編：メンタルヘルス・ファーストエイドジャパン訳：メンタルヘルス・ファーストエイド―こころの応急処置マニュアルとその活用―．創元社，大阪，2021

スポーツ心理の視点から

- 身体と心のつながりに気づこう.
- 症状が出現したきっかけや出現した頃のストレス因子がなかったか整理しよう.
- 周囲の人たち(コーチや家族)は, 症状が選手からのSOSと捉えよう.
- 気軽に専門機関を訪れよう. 早めの対応は早期解決につながる.

1 本人・周囲が気づき相談に至るまで

①身体と心のつながりに気づこう

　例えば, 大事な試験や試合の前に腹痛や下痢などの症状が生じることは, 私たちにとってよく経験される. また, 「腑に落ちる(腹落ちする):納得がいく」「頭に血が上る:カッとなる, 興奮する」「目が回る:忙しい」など身体を使った慣用句は昔から多く用いられ, 身体と心は深くつながっているものと考えられてきた.

　「吐き気」「動悸」といった身体の問題を訴える場合, まずは, 医学的な身体的問題がないか確認しよう. もし, 問題がないと判断されたら, 心理的な要因から起こっている症状であるとも考えてみよう.

　アスリートは, 自分の身体を資本にしているため, 自分の身体に敏感なところがある. 競技力を高めるために, 日々自分の身体と対峙している間に, 小さな変化や異変に過敏になってしまうこともある. このあたりの身体への過度な意識も時に自分を苦しめることにもなりかねない.

②症状についての整理

　医学的に問題がないと言われると, 自分の身体に何が起こっているのか, これからどうなってしまうのか, 競技は続けられるのか…と不安になることもあるだろう. そんな時は, 「吐き気」「動悸」が 1) 生じた時期, 2) きっかけ, 3) その頃どんな環境変化があったか, 4) 競技面はどうだったか, 5) 対人関係はどうだったか, 6) どんな気持ちで過ごしていたのか, などを整理してみよう. そうすることによって, 自分ではストレスだと思

88002-930 JCOPY

っていなかったり，大したことではないと思っていたことが，実はストレス因子だったことに気づくこともあるかもしれない．「もしかしたら，○○がストレスになっていたのかな…」と気づき，それがストレス因子になって，「吐き気」や「動悸」が生じていると自己理解できることで，少し落ち着くこともある．

　また，専門家との相談に繋がった場合，必ずと言っていいほど，1）〜6）のことは尋ねられるであろう．そういう意味でも，整理をしておくと話しやすい．

③周りの受け止め方と関わり方：SOS と捉えよう

　一番困っていてどうにかしたいと苦しんでいるのは選手本人である．周囲の人たちが「メンタルが弱い」「大したことない」「練習をしたくないだけ」「言い訳」などと本人を責めたり，追い詰めないよう心がけよう．さらに症状が悪化することは必至である．症状は選手の心の SOS と捉え，何かストレスになっていることがないか一緒に考えたり，自分たち周囲がそのアスリートへの対応を変えることで選手の気持ちが楽になる手立てがないかを模索することが大切である．

④気軽に専門機関を訪れよう，早めの対応は早期解決につながる

　症状が繰り返され，なかなか収まらず，日常生活や練習に影響を及ぼしている場合，早めに精神科や心療内科を受診してほしい．受診への抵抗が強い場合は，かかりやすい心理職，例えば学校のスクールカウンセラーや大学の学生相談，地域の心理相談窓口で，まずは相談してみよう．担当した心理職（臨床心理士／公認心理師等）が，必要があれば医療機関を紹介してくれる．本人がどこにもかかりたくないと言っている場合は，家族や関係者がまずは相談に行くのもよい．早めに治療を開始することは早い治癒にもつながりやすいため，「ちょっと心配だな」と思った程度であっても相談してみよう．

② 事例のアセスメントとカウンセリングの実際

　カウンセラーによる心理療法（カウンセリング）は，初回のインテーク面接やアセスメントを経て，本人の希望を大切にしながら方針を定める．

　心理療法の初回は，主訴となっている「吐き気」や「動悸」といった身体

的な症状が，どういう経緯で，どんな心理的な負荷がかかっていた中で生じたのか，またその症状に対する自分の見方等を確認する．また，症状だけでないAさんの全体像を見るために，家族のことや，生まれてからこれまでのこと，例えば学校での生活や学習面，友人関係等々を丁寧に伺う．

①分析的な治療が効果的であると判断される場合

Aさんの場合，初めの症状が出現したときに，ひどく負荷がかかった状態であった．この時に，例えば誰かに相談していたのか，一緒に部活内のゴタゴタを解決してくれる仲間がいたのか，それを求めたのか，そのあたりも聞いていく．

Aさんが，この大変な最中に誰にも助けを求めず，「いつも一人で頑張ってしまう」「キャプテンという役割を与えられたのだから，それに恥じぬようにしっかりと役割をまっとうしなければと思っていた」というような気持ちをもっていて，「それに気づいているのに，どうしても，助けを求められない」といった内容の発言があったとしよう．この時には，心理職は，長女として母を助け，年の離れた姉妹たちの世話をしてきたために，いつのまにか「しっかり者のA」というアイデンティティを身につけてしまい，なかなか周囲に助けが求められないできたのかもしれないというアセスメントをする．このアセスメントに依拠すれば，A自身が，自分のたどってきた歴史や性格を振り返り，今現在起きている症状や現状を内省的に考えていくといった分析的な心理療法が効果的ではないかと判断する．

②認知行動療法が効果的であると判断される場合

①で述べたような性格的なことはあまり関係なく，もともと社会適応が良好で，とにかく初回の症状が出現した場面から，これ以降もその症状が生じることをひどく恐れたり，それを恐れて，ますます不安に拍車がかかり，悪循環を起こしており，「吐きそうで外出できない」とか「大会出場をしたくない」など，不安が全面に出て，生活や競技に支障が出たり，実際にそういう場面を回避している場合は認知行動療法が適切であろうと判断する．

場合によっては，カウンセラーが本人の様子を見計らいながら分析的な心理療法や支持的な心理療法（いわゆるカウンセリング）をベースに認知

88002-930 JCOPY

行動療法的な心理療法の要素を取り入れていったり，他の心理療法を取り入れることもあり，治療はいつも選手に合わせたオーダーメイドと言える．

治療の実際　～分析的心理療法の場合～

カウンセラーはＡに練習時の吐き気や動悸について，詳細に聞いていった．

Ａ：練習に行くときは，キャプテンとして，「みんなをまとめないと」「大会に向かって一丸となって頑張らないと」と思って気合いを入れている．監督や同期も私の体調を気遣ってくれているのに，本当は体調が悪くても，「大丈夫だよ」って言って笑顔を作ってしまうんです．だってキャプテンだし，私が体調悪いって言ったら，練習の雰囲気も悪くなると思うし，吐き気くらいなんてことない！と自分を奮い立たせている部分もあるんです．

カウンセラーはこのような語りを受け止め，キャプテンとして頑張っていることや，自分の体調よりも周りのことを優先させていることをＡに伝えると，さらにＡは，次のように語った．

Ａ：キャプテンだって体調が悪いときだってある……お母さんが，体調悪くても，私たちのこと女手一つ育ててくれて……それ見ていたからかなぁ……私もお母さんみたいに，って思うし，お母さんみたいに強くありたいって思うし……お母さんが今でも「お父さんが亡くなってしまったときに，あなたがいてくれて本当に助かった．お母さんも辛くて何も手につかなかったけど，あの時，いろいろ家事を手伝ってくれたり，妹たちの面倒を見てくれたり，本当に助かったのよ」って言ってくれるんですよね．そうやってしっかりしてる自分，みたいなところあって……」と半ば母代わりのような役割を担って，妹たちに接してきたことを回顧した．

Ａは，過去の自分が母親にありがたいとされてきた役割を，その役割を担わなくてもよい環境下においても，キャプテンという似たような形で自

ら担いすぎていたことに気づき，少しずつ肩の力が抜けていった．本当は，中学生のその頃，自分も父を失って悲しく，助けてもらいたい気持ちがあったことにも気づいた．

こういったことに気づき，すぐに症状が改善するわけではなかったが，辛い時は，助けてもらってもいいと思うようになっていき，役割をまっとうするだけでなく，うまく周囲にも助けを求められるようになっていった．そうして徐々に症状も落ち着いていき，「本当に自立することって，上手に人を頼れることかも」と最後の回に話し，治療は終了となった．

河合[1]は，以下のように述べている．「身体が生きている現実と，人間が意識している現実との乖離が大きくなり過ぎると，人間はストレスをためこんでゆくことになるようだ．そのストレスを解消し，一人の人間としての全体性を恢復させるために，人間はこころの病になったり，身体の病になったり，あるいは，心身症という病気になったりする．（中略）病気は全体性の恢復のはじまりである．その経過がうまく進むと恢復するが，それがこじれると病気が長引くことになる」「心理療法の狙いの一つは，このような現実のずれ，人間が意識している現実と身体が生きている現実のずれをうまくバランスさせることである」．意識よりも身体はずっと正直である．身体から起こった症状を邪魔なもの，排除するもの，と考えるのではなく，全体性を回復するための無意識からのSOSと捉え，関わることが大切である．

治療の実際　〜認知行動療法の場合〜[2]

カウンセラーはＡに練習時の吐き気や動悸について，詳細に聞いていった．

Ａ：別に練習が嫌なわけでもない…だけど，練習に行こうとすると，バクバクしてきて，そのうちなんだか吐き気もしてくるんです．それで，「大丈夫，大丈夫」と言い聞かせるけど，心臓がさらにドクドク，バクバクしてくるような気がして，「息ができない，苦しい」って思う……段々と「このまま死んじゃうかもしれない」と思って，目の前が真っ白になっていく．そのうち，過呼吸みたいな感じになってきて……みんなが心配して来てく

88002-930 JCOPY

れるんだけど，嬉しいような，でも放っておいて，っていうどっちの気持ちもあって……涙があふれてくる．自分がおかしくなってしまったと思ってしまう．練習に行くと，そんな風になるから，練習を休みがちになっているんです．だから試合ももちろん行けなくなっている．

　こういったAのような語りは吐き気や動悸の症状をもった選手からはよく語られる．カウンセラーは，苦しい気持ちや死んでしまうかもしれない，という不安や恐怖を共感的に受け止めていく．その上で，パニック発作について心理教育を行い，段階的曝露療法を実施，認知再構成法を補助的に取り入れ，リラクセーション法も不安緊張時ではない普通の状態の時に実施できるように導入するという流れがオーソドックスである．

　まず，Aに吐き気や動悸といった症状がどのようにして生じているのかを話し合いながら図式化してまとめる（図1）．1）本来なんでもなかった場所や状況で，2）疲労が溜まり，睡眠不足だったことで，たまたま，自律神経が緊張反応を起こし，「息苦しさ」などが生じた．この緊張状態は誰にでも起こるもので，まったく問題ではないが，その緊張状態に対して，

認知：
3）「動悸や吐き気が起きたらどうしよう」
「もう死んでしまうかもしれない」
破局的な解釈
7）「もうダメだ」「まただ」

気分・感情：
4）不安・恐怖　不安緊張感
8）不安緊張・自己嫌悪　不安緊張感の増大

身体的反応：
2）息苦しい／胸が締め付けられる
自律神経系の緊張反応
6）過呼吸／手足に力が入らない
緊張反応の悪化→パニック発作

行動：
5）苦しいので息を吸おうとする　安全行動
9）練習に行かない（自分の身を守るため，みんなに迷惑をかけてしまうから）　回避

状況：1）本来は好きだった競技の練習や大会場面
10）行けない場所や状況がどんどん増える

図1　Aの症状のまとめ図

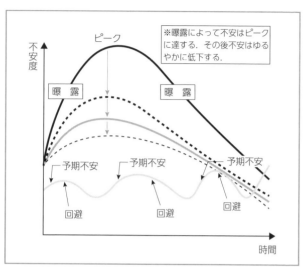

※曝露によって不安はピークに達する．その後不安はゆるやかに低下する．

不安度

ピーク

曝露　　　　　　　　曝露

予期不安　　　　予期不安　　　　予期不安

回避　　　　　　回避　　　　回避

時間

図2　曝露療法の説明図

（伊藤絵美：パニック障害．事例で学ぶ認知行動療法．誠信書房，東京，2008[3] より転載）

3)「また起こるかも！」「動悸や吐き気が起きたらどうしよう」「今度こそ死ぬかも」と思ってしまう．その内容が破局的で悲惨なものになってしまうことを「破局的な解釈」と呼ぶ．その時，気分は 4) 不安や緊張感でいっぱいで，5) 苦しいので，息をさらに吸おうとして，6) 過呼吸状態となる．もともとさほど強くなかった身体の反応が，必死であればあるほどむしろ心身の緊張反応を高めてしまう．その結果，7)「もうダメだ」と思うようになると，8) 不安緊張感も最大となり，落ち込む．またそうなりたくないので，自分の身を守ろうと危険を避けるために，そしてみんなに迷惑をかけたくないため 9)「安全行動」をとってしまう，といった説明を丁寧に行うと，「自分がどうしてこういう状態になっているのかのメカニズムがわかった気がした……なんかしっくりきた」と語った．

　また図 2[3] を示し，「また発作が起こるかも」「死ぬかも」という予期不安から，安全行動として回避をとるが，その場では収まるけれども，ずっと同じように続いてしまうばかりではなく，どんどんと回避の対象が増えてしまうということが起こるため，回避している場面に自分の身をさらす「曝露」をしていくことが治療であることを説明する．実は不安にはピークがあって，ピークが来たら，それ以上高まることはなく，その後徐々に収

88002-930 JCOPY

まっていくもので，ほとんど30分前後で自然と収まるものであること，曝露を繰り返し行うと不安のピークそのものが下がり，かつ不安が収まるまでの時間も徐々に短縮されてくるという説明もする．

　その上で，まずは初めに，「練習に行けること」を短期目標に設定した．Aは，朝ごはん前のお腹に何も入っていない練習のほうが不安は少ないと話した．そのため，最初は一人の朝練からスタート，次に集団での朝練，と段階的に曝露していくことにした．これまで同様に，朝になると不安にはなるものの，朝練に行っても不安は時間と共に下がることを意識し，その場に居続け，競技の練習をしてもらった．Aによると，はじめてチャレンジするときは，かなり不安が高まったが，実際にやってみると，曝露曲線通りに不安が下がっていくことが実感でき，毎日何らかの曝露課題に取り組めたということであった．そして，次に不安が高い昼食後の練習を曝露課題として取り組んだ．取り組む時点で，当初感じていた不安よりも，若干不安度は低い状態となっていた．そして，実際に取り組んでみると，不安が下がり，発作も起きないということを確認できた．試合への出場については長期目標としていたが，練習ができてくると，「試合もまったく怖くなくなった」と言ったため，特に曝露療法は実施せず，フォローアップを数度実施し，治療は終了となった．

　分析的な心理療法は，"個人の内部に問題があって，その問題について考えることによって，結果的に変容を目指すタイプの援助"[4]であり，「生き方の問題」にアプローチする心理療法[5]の1つである．一方，認知行動療法は"個人の内部に問題があって，その問題を解消することを目指すタイプの援助で，症状解決志向的な援助"[4]であり，「現在の適応上の問題」に焦点化するアプローチ[5]の1つである．今回例に挙げたアプローチ以外の心理療法も多々あり，どのアプローチがよいかは一概に言えず，アスリートのニーズや状態・状況に合わせてアスリートとカウンセラーで模索することが大切である．

（関口邦子）

文献

1) 河合隼雄：心理療法における身体性. 心理療法と身体. 岩波書店, 東京, 2000
2) 関 陽一執筆・編集, 清水栄司監：パニック障害(パニック症)の認知行動療法マニュアル. 平成25〜27年度厚生労働省科学研究費補助金障害者対策総合研究事業「認知行動療法等の精神療法の科学的エビデンスに基づいた標準治療の開発と普及に関する研究(研究代表者：大野 裕). 2015
3) 伊藤絵美：パニック障害. 事例で学ぶ認知行動療法. 誠信書房, 東京, 2008
4) 山崎孝明：精神分析の歩き方. 金剛出版, 東京, 2021
5) 鍋田恭孝：実践 心理療法―治療に役立つ統合的・症状別アプローチ―. 金剛出版, 東京, 2016

88002-930 JCOPY

COLUMN

アスリートのメンタルに関わる職種って？

　アスリートの「こころ」に関わる職種は多彩である．国外の報告では多くの
アスリートは所属する精神科医を含めたメディカルスタッフへ相談に行くこ
とは少なく，どんな悩みであるかに関わらず，資格を有した心理職へ相談し
に行く頻度が多いとされている．日本国内における学会が認定した資格を有
する心理職として，1) 日本スポーツ心理学会認定スポーツメンタルトレーニ
ング指導士，2) 日本臨床心理身体運動学会認定スポーツカウンセラー，3)
公益財団法人日本臨床心理士資格認定協会臨床心理士，近年は国家資格で
ある 4) 公認心理師などがそれに相当する．

　1)，2) のようなスポーツサイコロジストはアスリートが最大パフォーマン
スを発揮できるようサポートすることを大目標としている．これらの職種は
競技課題を心理学的側面から明らかにして，スポーツの実践や指導に科学
的知識を提供する．3)，4) は心理カウンセリングや技法などの専門家で精
神的問題をサポートしている．医療機関だけでなく，学校，職場，刑務所な
ど幅広い職域で従事しており，全員が必ずしもスポーツやアスリートに精通
しているとは限らない．また，これらの有資格心理支援職と別にメンタルト
レーニングやコンサルティングを一般社団法人や個人開業で実施している支
援者もいる．

　スポーツ精神科医は主に精神疾患を診療しているが，アスリート自身の状
態や主訴によってはメンタルトレーニングの要素を求められることもある．
そのため，適切な心理支援職への相談を勧める必要があるかの振分 (トリア
ージ) も一つ求められることである．心理支援職全般について，国際オリン
ピック委員会 (IOC) はトップアスリートのメンタルヘルスに関する専門家資
格として IOC Diploma in Mental Health in Elite Sport, IOC Certificate in
Mental Health in Elite Sport などが近年提唱されている．

　いずれの職種にも共通しているのは「アスリートが気持ちよく最高のパフォ
ーマンスを発揮できるよう役に立ちたい」という目的を持っている点であ
る．今後はさらに心理支援職同士がお互いの専門領域を相互理解しながら
適材適所でアスリートのメンタルを支援していくことが予想される．

（山口達也）

5 うまくプレーできない、どう練習に取り組んだらいいかわからない

主訴（悩み） コーチに言われたことがうまく実践できない。競技成績が伸び悩み、練習意欲が湧かない。

相談までの経過 高い競技実績を有し、スポーツ推薦で大学へ入学。大学は「主体性」を尊重する競技環境で、自身がトレーニング計画を立案、実施する必要があった。大学入学以降、調子が上がらず停滞感を感じていたが、同世代の選手が 6 月の試合で自身に肉薄する記録を残したことで焦り、その頃からトレーニング量を急激に増やす。その無理がたたり 1 年の 8 月初旬に足部を疲労骨折。リハビリ期間中も「今の自分に休んでいる余裕はない」と考え、患部以外のトレーニングを継続。9 月中旬頃より競技復帰するが、日常生活場面での全身の倦怠感、ケガが癒えたはずの足部に痛みを覚えるようになる。コーチから「もっとリラックスして効率的に力を伝えられるようなフォームを身につけよう」とアドバイスをもらい、本人なりに脱力してみるが良い記録にはつながらず、納得のいかない感覚を募らせる。次第に練習中に感情が不安定になることも多くなり、集中力を欠いた状態で漫然と練習をこなすだけの日が続く。様子を心配したコーチから学生相談室を紹介され 10 月中旬に上述の主訴で来談となる。

これまでの病気やケガなど 足部の疲労骨折（大学 1 年時）、慢性的な疲労感、骨折治癒後の足部の痛み。頭部外傷、内科疾患、現在内服している薬はない。

現在までの生い立ちおよび競技歴 父（40 代前半。同競技の経験者）・母（40 代前半。他競技の経験あり）・本人の 3 人家族。小学生高学年の頃、父親の勧めで競技を始める。小学校・中学校の頃は地域のクラブチームに所属しつつ、父から熱心な指導を受けた。母は競技に関してアドバイスをくれることは少なく、「何も言わずに応援してくれる」という関わりであった。高校は厳しい練習で有名な強豪校に進学し、親元を離れて寮生活を送る。高校時代も、定期的に試合の映像を見ては父からも技術的なアドバイスをもらっていた。高校生では全国大会で上位入賞するまでに成長し、大学も強豪校へスポーツ推薦で進学。現在は都内で一人暮らしをしており、電車で 20 分程度の時間をかけて通学している。また、「この競技で世界を目指して欲しい」との父の願いを受け、大学の授業や部の活動以外にも週 4 日（1 日 1 時間）ほど、家族からの経済的支援を受けつつ英会話レッスンやジムでのパーソナルトレーニングに通っていた。

精神科医の視点から 》》》》

Point

- 選手は自分の悩みや困っていることを的確に言語化できるとは限らない．
- 治療者は信頼関係の構築に努めるとともに，選手の自発的な気づきを支援する．
- 選手が得た気づきを競技現場で活かすためには，アントラージュの理解と協力が必要．

　自分の思うような成績を残せず，練習意欲も低下してしまい，コーチの紹介で学生相談室を訪れた事例である．精神科医が対応する場合，まずは治療を必要とする疾患を抱えていないか慎重に確認しながら，選手の話を聴いていく．トレーニング負荷と休養のバランスが崩れている点や，日常生活においても倦怠感が生じている点を踏まえると，特にオーバートレーニング症候群（over training syndrome：OTS）の可能性は考慮する必要があるだろう．感情の不安定さや注意力の低下が，競技中以外にもみられる場合，身体疾患やうつ病などの精神疾患による，精神症状の存在に注意を要する．睡眠や栄養の状態についても聴取し，医療機関への受診をすすめるべき状態か慎重に判断する必要があるだろう．また，現状を改善するために，本人の心理的な成長に関連した課題に取り組むことや，認知行動療法などの専門的な手法が有効と考えられる場合，スポーツ心理の専門家への相談を検討するだろう．

1　選手は，自分の悩みや困っていることを的確に言語化できるとは限らない

　経過を通じて，競技成績が停滞していることや，練習意欲の低下は感じ取れる．しかしながら，選手自身がこの状況をどう受け止めているのか，そしてこの面談にどのような期待を抱いているのかは，はっきりしていない．「パフォーマンスを向上させたい」という思いを，選手が抱いていることは確かかもしれない．しかし，方針を提示する際に「コーチに言われたことがうまく実践できない」という主訴を，「競技力の向上を望んでいる」

表　基本的傾聴技法

	効果	例
開かれた質問・閉ざされた質問	開かれた質問：自由に答えられる質問．話の展開が期待できる反面，返答することに負担を感じさせる可能性がある． 閉ざされた質問：「はい / いいえ」で答えられる質問．返答しやすい反面，話が展開しづらい． 相手の話すペースを見極め，質問を使い分けると相手の話を引き出すことにつながる	開かれた質問：例　今日はどうやってここまで来ましたか？ 閉ざされた質問：例　今日は電車で来ましたか？
クライエント観察技法	言語化された情報と非言語的な情報（声のトーン，表情，態度など）は一致していないことがある． 矛盾点を見落とさないための注意深い観察は，相手の本心に気づくことにつながる	例「準備は万全です」と言うものの，自信のなさそうな表情をしている
はげまし，いいかえ，要約	はげまし：相槌やリアクションにより，相手が話をしやすい雰囲気を作り出す いいかえ：相手が話した言葉を別の言葉で表現し，投げかける 要約：話のポイントになる部分を共有する 対話を活性化し，テーマを浮かび上がらせることにもつながる	はげまし：「はい」「それから？」などの言語的なものと，うなずきなどの非言語的なものがある
感情の反映	言語化された情報と非言語的なメッセージの両方をヒントとして，感情に着目した投げかけを行う 今この瞬間における感情への気づきを促す，それは自己理解を深めることにもつながる	例　声が震えるほど悔しい気持ちがあるのでしょうか？

（福原眞知子監：マイクロカウンセリング技法―事例場面から学ぶ―．風間書房，東京，p.8-10，2007[1] をもとに著者作成）

と一方的に解釈することは避けたい．仮に選手の認識と異なる方針を提案した場合，選手は困惑し，相談の場でもそれまでと同じような「うまくいかない感覚」を抱くだろう．そうなると選手は，自分の話をすることをためらったり，あるいはその場をうまくおさめるためにとりつくろった態度をとったりするかもしれない．面談の場を訪れた選手が，はじめから自分の悩みや困っていることを的確に言語化できるとは限らない．これを踏まえて，治療者には選手が実際に直面している困難や真に解決すべき課題を

88002-930 JCOPY

理解しようとする姿勢が求められる.

　本事例の経過からは，具体的なアドバイスが得られた高校生までの環境では，比較的順調に競技に取り組めていた一方で，主体性が必要とされる環境では，望む結果が得られていない様子が見受けられる．また，父のアドバイスにより順調な競技生活を過ごした経験から，大学生活でもコーチの指導や助言をよくも悪くも「信じて」競技に邁進してきたことも想定される．そのため，治療者とのやり取りにおいても，過度に具体的なアドバイスを求める傾向が目立つ可能性もある．その場合，父親やコーチとの関係性と同様のパターンが，治療者を相手にして展開されていると捉えることができるだろう．栗原は，面談に至るまでの経緯を理解することにより，「そのクライエントが馴染んできた，あるいは馴染まざるを得なかった世界が見えてくるし，その中でいかに偏りや滞りを抱えざるを得なかったかという事情も見えてくる」と述べている[2]．経過の中で本人なりに工夫を重ねてきたものの，その努力がうまく結果に結びつかなかったことについて，治療者は十分留意する必要がある．それを踏まえて，これまでに選手が選択してきた対処行動や人間関係のあり方について振り返り，理解を深めることができれば，状況を改善していくための方針を示すうえで助けとなるだろう．

2 選手との信頼関係

　では実際，選手は面談室を訪れているこの状況をどう受け止めているのだろうか．選手自身の言葉で語ってもらいたいところではあるが，コーチの紹介で訪れることになった学生相談室は，選手にとって馴染みのない場所である．その場所にいる治療者に対しても「一体何を相談したらいいのか」「この人に言ってわかってもらえるのか」といった思いを抱いている可能性があるだろう．そのような不安を和らげるためにも，特に面談の初期においては，1つ1つのやり取りを通じて信頼関係の構築に努める必要がある．話し手と聴き手の信頼関係構築につながる具体的な技法の例を表に挙げた．これらの技法を組み合わせて用いることで，選手の語りを引き出し，選手の立場に基づいた理解を深めることができる．話すことをためらう時には「はげまし」を用いて語りを促し，治療者自身の理解を「いい

かえ」や「感情の反映」を用いて選手に伝える．それにより選手は，自分自身の語った内容を客観的に捉え直すことができる．また，自分の思いを「わかってもらえた」という感覚にもつながるだろう．そして，選手の思いを理解したいという治療者の姿勢が伝わったならば，2人の間に信頼関係が生まれ，選手はより自然に自分自身の思いを語ることができるだろう．

　本事例は前述のとおり，主体性が求められる競技環境にうまく適応できなかったことが不調のきっかけと考えられる．再び同様の場に身を置き，自身の理想を実現するためには，アスリートとして，あるいは1人の人間としての「自律」が必要とされる場面である．繰り返しになるが，医師としてはまず，治療を要する症状を見落とさないよう，注意深く選手の様子を観察する必要がある．抑うつ気分や自己評価の過度な低下が目立つ状態で，本人にとってチャレンジングな課題に取り組むと，望ましくない焦りや不安を生じるおそれがある．このような状態では休養が優先されることも多い．そのため，選手に見立てを伝えるとともに，競技のペースを落とす（あるいは一旦完全に競技から離れる）必要性を伝えることになる．その際にも，信頼関係を大切にしながら，選手の理解を得られるよう努めることが重要である．そして，診断につながる徴候の有無には注意しつつ，選手が自分自身で気づきを得られるような面談を展開することが重要である．対話を通じて，本来選手に備わっている可能性を引き出し，成長や変化のきっかけは自分自身の中にあると選手自身が気づけたならば，面談で得られる変化を，より積極的に自身の成長として捉えることができるだろう．「自律」に関する心理的な課題に取り組む必要性を選手と共有できたなら，これらの課題に精通したスポーツ心理の専門家との連携を提案するだろう．このように，選手の状態を見極めたうえで適切なサポート機関へ相談するという判断も，本事例における「学生相談室の医師」の役割と感じられる．

③ アントラージュとの信頼関係

　最後に，選手を支える周囲の人たちとの関係性についても触れておきたい．選手をサポートする人たち（これらの人たちを「アントラージュ」という）もまた，選手本人とは違った角度から「どのような対応をしてくれるの

88002-930 JCOPY

だろうか」とメンタルケアの場に対して期待と不安を抱いているのではないだろうか．そうした思いにも気を配り，コミュニケーションを取りながらアントラージュとの間においても信頼関係を構築していくことが重要である．なぜなら，選手のメンタルケアは学生相談室の面談だけでは完結しないからである．面談で選手が得た気づきや変化を，競技や日常生活で活かすためには，アントラージュの理解と協力が必要である．学生相談室を紹介した後も，コーチは選手を気にかけていることだろう．選手を紹介してくれたことへの感謝を述べ，「心配な事例はいつでも相談してほしい」と伝えることは，コーチ自身の不安を和らげ，選手に相談室を紹介した行動に対するポジティブなフィードバックともなりうるだろう．その後，以前と違う心持ちで競技に取り組む選手の姿を見れば，メンタルケアの意義を改めて実感するかもしれないし，「次もまた相談してみよう」と感じてくれるかもしれない．このように，競技現場との連携を通じて，アントラージュのメンタルケアへの理解向上を図ることも，治療者には求められるといえる．もちろん，治療者には守秘義務があり，面談で得た選手の情報を競技現場と共有するに際しては，選手の同意が必要である．面談の初期段階で，前述したような競技現場とのコミュニケーションの必要性についても選手と共有し，理解を得られるよう努めることが重要である．

選手の気づきが競技現場へ届けば，メンタルケアの成果がアントラージュへと伝わる．

選手1人1人との信頼関係を通じて，競技現場からの信頼を得られたならば，メンタルサポートはより身近なものになっていくだろう．そのような環境を目指し，1つ1つのやり取りと誠実に向き合う姿勢が重要である．

(岡田祐輝)

文献
1) 福原眞知子監：マイクロカウンセリング技法—事例場面から学ぶ—．風間書房，東京，p.8-10，2007
2) 栗原和彦：臨床家のための実践的治療構造論．遠見書房，東京，p.88，2019

スポーツ心理の視点から

Point

- 身体・パフォーマンス上の〈訴え〉から"心理的課題をイメージ（理解）する".
- 自身の課題に気づき，試行錯誤する & 課題に"気づかせる"ように関わる.
- 他の専門家と連携が取れる体制の下地を作っておく.

1 身体・パフォーマンス上の〈訴え〉から"心理的課題をイメージ（理解）する"

　はじめに，スポーツ心理領域におけるサポートの理論・立場も実に多種多様ではあるが，本項執筆者は技法による介入などよりも，カウンセリングの理論をベースとしたサポートに重きを置いて実践していることを断っておく.

　さて，スポーツ心理領域においては，本事例のように競技力の停滞などを契機とした〈動作の不調感〉を訴えて来談するケースは比較的多い．表層的には〈肉体的な問題（例えば，身体能力，動作やフォームの再現能力，トレーニングやコンディショニングの仕方などの問題）〉のようにも受け止められる（もちろん，十分に話を聴いてこれらの可能性も検討する必要はある）のであるが，こうした訴えの背景には人間の心の成長過程における発達的課題が潜んでいることが少なくない．アスリートは〈身体（広義のパフォーマンス）〉を窓口として自身の内面について語る場合が多いため，本事例に限った話ではないが，このような観点を持ち合わせて訴えを理解していくことが肝要となる[1].

　ここで本事例に立ち戻ってみると，主訴の「コーチに言われたことがうまく実践できない」が，どのようなことを"内なるメッセージ"として伝えようとしているのかを探究していくことになる．本事例のクライエントの特徴として，競技開始時から高校まで〈同競技の経験者である父から熱心な指導を受けていた〉ということや，ケガのリハビリ時においてもがむしゃらにトレーニングをするといった〈対処法略における柔軟性の欠如〉などが

挙げられる．そのようなクライエントに対して，大学のコーチは「もっとリ
ラックスして効率的に力を伝えられるようなフォームを身につけよう」と，
やや抽象的な（しかしながら，運動の本質として重要であると考えられる）
アドバイスをした．ここで，本来クライエントはこれまでとは異なる競技
への関わり方（主体的に競技に取り組む在り方）を模索していく必要があ
ったのだが，これまで父親との関係が強固であったが故に対処の仕方が
わからず，心理的にも滞ってしまったと考えることができる．こうした状
況を心の発達の観点から考えると，パフォーマンス不調の訴えの背景には
青年期の中核的な発達課題である〈親離れ〉〈アイデンティティの確立〉
〈"自分らしさ"の探究〉などのテーマが潜んでいることが想定される．

　このように，パフォーマンスの不調を契機とした訴えにはクライエント
であるアスリートの抱える心理的課題や現在の心模様がありありと写し出
されている．また，「練習意欲が湧かない」という訴えもあるため目標設定
などの認知的介入を検討する場合もあるかもしれない．いずれにしても
"クライエントの内なるメッセージ"をきちんと受け止めた上でなければ効
果的なサポートに繋がらないことは容易に想像できる．効果的なサポート
を実現するために，サポートを担う側には〈話をよく聴く姿勢〉が求められ，
自己研鑽を通してクライエントを理解するだけの知識や経験を持ち合わせ
ておく必要があるのである．

2 自身の課題に気づき，試行錯誤する＆課題に"気づかせる"ように関わる

　次に，クライエント（アスリート）や指導者の側からこの事例について考
えてみる．先にも述べたが，本事例では〈これまでとは異なる競技への関
わり方〉を大学の競技環境において見出していく必要があったと考えられ
る．少し視点を変えると，「ケガで練習ができない期間」や「コーチが具体
的にはアドバイスしない」といったことも，自身のパフォーマンス上の（あ
るいは心理的な）課題について振り返り，競技への取り組み方を再構築す
る上での契機ともなるはずである．アスリートがパフォーマンス向上を願
って懸命にトレーニングに取り組むことは今更言うまでもないが，上位の
競技水準（ここでは高校→大学）へと移行するに従って身体能力的な意味
での差は次第にわずかなものとなってくる．したがって，トレーニングに

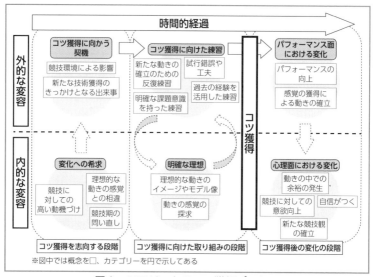

図1　アスリートのコツ獲得プロセス

〔浅野友之，中込四郎：アスリートのコツ獲得におけるプロセスモデルの作成．スポーツ心理学研究 41（1）：35-50，2014[2] より転載〕

〈いかに取り組むか〉という質を高めるための取り組みや工夫が必須となる．

　図1は，アスリートが〈動きのコツ〉を獲得していくプロセスをモデル化したものである[2]．ここで内容の詳細を論じるのは難しいため，大まかにその概要を述べる．〈動きのコツ獲得〉は "ある日突然訪れる" と認識されやすい（アスリート当人にとっては，まさに瞬間的に掴んだように感じられる）のであるが，この図で示される通り，コツ獲得に至るまでのプロセスにおいては【変化への希求】が起点となって【コツ獲得に向かう契機】が自覚され，【明確な理想】と【コツ獲得に向けた練習】の循環的な取り組みを積み重ねた結果としてコツが獲得されることが明らかとなった．そして，コツ獲得後には【パフォーマンス面における変化】と，「新たな競技観の確立」をはじめとする【心理面における変化】が生じている．このように，特に高いレベルで競技に取り組むアスリートにとっては，身体・パフォーマンス的な変化と心理的な変化が "同期的に" 生じているのである．このような視点をアスリート自身が持っておくことは競技への取り組みの質を向上させることに繋がり，指導者にとってもアスリートの取り組みの背後に潜

88002-930 JCOPY

む心理面の理解において役立つと考えられる.

　なお,指導者の視点としても常に考えねばならないことは〈適切な(個に応じた)指導や助言であるか否か〉ということである.先にも述べたが,クライエントのこれまでの生育歴・競技歴を踏まえると,大学のコーチにも父親的な〈具体的あるいは技術的なアドバイス〉を求めていた可能性が高い.スポーツ指導場面では言語による教示が頻繁に行われるが,本事例のように効率の良い動作の習得にフォーカスして助言する場合も,「膝を腰の高さまで上げて…」「膝をスッと上げて…」「振り子のように足を運んで…」など,そのアプローチの仕方は多様である.具体的な指示がしっくりくる選手,擬音・擬態語(感覚言語・オノマトペ)による表現がしっくりくる選手,比喩を用いた"動作イメージ"がしっくりくる選手など,個人によって言葉の受け止め方も千差万別であるため,それを考慮に入れて助言することも指導者にとって重要な役割の1つである.このような指導者の関わりについて,画一的な答えを導き出すことは非常に難しいが,パフォーマンスのみならず心理的な特徴や状態も踏まえてアスリートをよく理解し,その時々の最善の関わり方を見出していくことが求められる.

3 他の専門家と連携が取れる体制の下地を作っておく

　最後に,本事例における〈包括的なサポート体制の構築〉に関する考えを述べる.クライエントはその性格的な特徴として〈完璧主義傾向,頑張りすぎる傾向〉などが窺え,それに加えて過剰にトレーニング量を増やしたことによって負傷を経験していた.したがって,スポーツ心理領域の専門家のところに相談にやってきた場合であったとしても,OTS が疑われるケースである.そのため,状況に応じて専門医に紹介(リファー)できる体制を予め用意しておくことが重要である.

　本事例においては,クライエントの様子を心配した指導者が学生相談室を紹介することで来談に繋がった.アスリートの心理サポートにおいては〈パフォーマンス向上・実力発揮に関する相談〉が割合的に多く,時に現場の指導者からスポーツ心理領域の専門家に直接依頼が来る場合がある.しかしながら,よく話を聴いてみると心療内科医や精神科医による適切な治療を受けたほうが良いケース(例えば,睡眠障害や摂食障害,身体

症状の表出など）もある．このようなことから，アスリートを取り巻く支援者は〈その判断に関する基礎的・専門的な知識〉を最低限持ち合わせておかねばならないし，いざそのような状況に置かれた際に〈他の専門家に速やかに相談および紹介（リファー）ができる関係性〉を日頃から構築しておかねばならない．その一方，心理サポートは原則的に〈守られた枠（サポートの構造や守秘義務）〉の中で展開されていくものであり，いたずらに“クライエントをたらい回しにする（混乱させて余計に症状を悪化させてしまう）”ような事態も絶対に避けなくてはならない．つまり，全体的な状況（クライエントの主訴や状態，心理サポートの構造，関係者間の関係性，など）を的確に把握した上で，〈クライエントにとって最善の決断〉をすることが求められるのである．

　近年，アスリートのメンタルヘルスの維持・向上に関する議論が活発となり，心理の他職種（本稿では精神医学領域とスポーツ心理領域）との連携ばかりでなく，他分野・他領域（例えば，指導者をはじめとするコーチングスタッフ，トレーニング・動作分析・スポーツ栄養などの各専門分野のサポートスタッフ）との連携の可能性についても議論されるようになってきた．このことは同時に，心理サポートの専門家が〈アスリートのサポートにおいてどのような働きができるか〉ということを，アスリートを取り巻くさまざまな支援者（アスリート・アントラージュ）に幅広く理解してもらえる好機であるとも考えられる．当然ながら，“人間の心”というきわめて個別的な事象を扱う領域であるが故にその連携の仕方は慎重に検討されなければならないが，今後はアスリートを取り巻くさまざまな立場の支援者が手を取り合い，お互いの専門性を尊重し，その上でトータル的に支援を展開していく文化が醸成されることを期待している．

（浅野友之）

文献

1) 中込四郎編：スポーツパフォーマンス心理臨床学 アスリートの身体から心へ．第2章 燃え尽きるほどに追い込んでしまうアスリート．岩崎学術出版社，東京，p.35-56，2021
2) 浅野友之，中込四郎：アスリートのコツ獲得におけるプロセスモデルの作成．スポーツ心理学研究　41(1)：35-50，2014

88002-930 JCOPY

ストレスとは？（評価とその方略）

　試合中に緊張したことはないだろうか？　楽しみにしていたイベントが中止となりがっかりしたことはないだろうか？　友達とトラブルになり心配事が続いたことはないだろうか？　その時にストレス状態にあると言える．ストレスとは「心身に過剰な刺激が加わり歪んでいる状態」を指す．

　このストレス状態はボールで例えることができる．ボールを手で強く押すと圧力が加わりへこむ．まさにこれがストレス状態である．圧力が小さければボールはすぐに元に戻る．しかし圧力が大きいとへこんだままになったり破裂したりする．圧力の大きさでボールのへこみ具合が変わり，へこみやすいかどうかはボールの特性によって異なる．

　人のストレス状態の生じるプロセスは「ストレッサー」→「認知的評価」→「コーピング」→「ストレス反応」で説明することができる．「ストレッサー」とはストレス反応を引き起こす要因である．アスリートのストレッサーには競技成績低下，人間関係，クラブ活動内容などがある．一方で，ストレッサーによって生じる反応のことを「ストレス反応」という．ストレス反応には，心理的ストレス反応（イライラ，不安，気分の落ち込みなど），身体的ストレス反応（肩こり，胃痛，不眠など），行動的ストレス反応（飲酒量や喫煙量の増加，ミスや事故など）がある．

　ストレッサーへの対応には，ストレッサーの除去が最も有効である．しかし，それができないことがよくある．その時には，「認知的評価」と「コーピング」を工夫することが有効となる．認知的評価とは，ストレッサーを評価することである．ストレッサーを自分にとって挑戦であるか脅威であるか（第1次評価），対応可能か否か（第2次評価）を判断する．もしストレッサーを挑戦や対応可能と評価できればストレス反応は生じにくくなる．

　コーピングとはストレスへの対処行動のことである．コーピングには「問題焦点型コーピング」（原因の解決を行う対処），「情動焦点型コーピング」（気持ちを変化させる対処），「社会的支援模索型コーピング」（周囲に助けを求める対処）などがある．コーピングが有効に機能すればストレス反応は生じにくくなる．これらのことから，ストレス状態にうまく付き合うためには，ストレスの生じるメカニズムを適切に理解し，個人の特性に応じた認知的評価とコーピングの活用が重要となる．

（川田裕次郎）

Case

5

うまくプレーできない，どう練習に取り組んだらいいかわからない

6 ボールが うまく投げられない

主訴 (悩み) うまく投げられない.

相談までの経過 Xは大学1年生で競技Aを実施している. 競技Aは攻守の機会が分かれており, Xが問題としているのは守備機会における送球動作についてであった. 入学してすぐにレギュラーとして試合に出場し攻撃面では結果も残していたが, いくつかの試合で「捕球し送球動作に移る際にボールを落とす」ことが続き, 最終的には「握れないまま無理やり送球した球が逸れて捕球者がうまく処理できずに失点につながる」という自体に至った. しかし, X自身が責められることはなく, むしろXだから捕球できたと周囲からはポジティブな声かけを受けるほどであった. 一方でXの逸れた送球を捕球できなかった後輩野手は戦犯扱いとなり, 途中交代しその後の試合でも試合に出場する機会を与えられなかった. Xの送球が本格的に定まらなくなり, 動作自体にも異常をきたすようになったのはその頃からであった. その後, ごまかしながら試合に出場し続けるも, 送球難が気にかかり練習にも前向きになれず見かねたコーチの勧めで大学のスポーツ心理学の担当教員に相談に来ることになった.

これまでの病気やケガなど なし

現在までの生い立ち 2人兄弟の長男として出生発育. 乳幼児期の発育・発達異常なし. 地元の小中学校を経て, 私立高校へ進学.

家族歴 家族は父 (45), 母 (45), 弟 (14) で特記なし.

競技歴 小学校から競技A一筋. 現在のポジションは高校1年から. 中学生時代は全国ベスト4, 高校3年時にも全国大会出場, 強豪校であるB大学へ進学. 1年生からレギュラーとして出場.

初回来談時の様子 部服を着用, 乱れた様子もなく清潔感のある身なりをしている. 日焼けした顔や腕からは凛々しい雰囲気が漂っていた. 礼節正しく好印象を受ける話し方であった. 疎通性も良好. 相談の冒頭, 症状について語る時に明るくにこやかに話す様子からは一見深刻さが伺えなかったが真剣に伺う様子を見てX自身も深刻になって話すようになった. 語られた競技での症状以外には目立った症状は見られず, 食欲や睡眠にも異常は見られなかった. しかし, 時折日常生活の中でも症状について思い出されることを報告し, その時の様子として投げるほうの腕になんとも言えない違和感を感じることを訴えた.

88002-930 JCOPY

> **Point**
> ・イップスを経験している競技者は多い.
> ・イップスはアスリート自身が早めに気づいていることが多い.
> ・イップスはアスリートの中では「不治の病」などネガティブなイメージがあり, 非常にデリケートな言葉であることが多く, イップスを周囲に知られたくないアスリートが多い.
> ・なんらかのケガが原因のイップスもあり, 整形外科などの受診も大切である.
> ・イップスが長期になると二次的に適応障害などの精神疾患に発展する場合がある.

1 周囲が思う以上にイップスはデリケートな問題

①一般の人に気づいて欲しいポイント

同じようなスローイングが絡むエラーやミスが続けばイップスを疑う必要がある. アスリート本人は数回のエラーやミス, 違和感などで自分のイップスについて比較的早い段階で気づいていることが多い. しかしアスリートの中で「イップス」は非常にデリケートな要素があり, 気軽に本人に「イップスでは?」などと聞かないようにすることが大切である.

②相談に至るまでに対応できること:アスリート本人

自分がイップスかもと思ったら, 信頼できるコーチや家族に相談することが大切である. またスローイングする際に痛みなどのケガの所見がないかの確認が必要である. ケガが原因で生じるイップスもあり, その際は早めに整形外科などを受診する必要がある.

③相談に至るまでに対応できること:コーチ, 家族など

本人よりイップスかもしれないと相談があった場合, まずは相談したことを評価することが大切である. また本人がどの程度そのことを秘密にしたいかなどを確認し, それに合わせた対応が必要である.

また, 本人より相談がない場合は, 基本的に本人が周囲に知られたくな

い気持ちが強いことが多い．そのため周囲からイップスについて指摘する際，大勢の前で伝えるのでなく，秘密厳守が担保される環境などの配慮が必要である．ただし，治療が進むにあたり，周囲に知っておいてもらうことで「(動作を) 失敗してもよいのだ」と安心感を持って取り組める場合もあることには留意しておきたい．

④心理職からリファーして欲しいポイント

イップスは周囲に相談しづらく，アスリート自身はイップスであることを否認しようとする場合がある．そのためイップス自体が長期に続くと，その後投球恐怖症や，競技場面に出ようとしたら過度な不安・緊張を呈するような社交不安症 (＝パフォーマンス限局型社交不安症)，さらには二次的に競技を続けることがストレスとなり適応障害，うつ病などに発展する可能性がある．

睡眠障害，食欲不振，抑うつ症状などの精神症状が認められ，カウンセリングで解決しない場合は，早めに精神科医にリファーして欲しい．その際にアスリートが精神科受診を嫌がる可能性があるため，「アスリート専門の精神科医がいること」「薬物療法を行う場合があるが，ドーピングにならない薬剤であり，症状が治れば止めることができる」などを説明すると受診を受け入れやすくなる．

2 イップスの分類と二次的な精神疾患

この事例は元来の送球を含めた守備への不安がベースにあり，エラーをしてしまいそのことで自分以外のアスリートが非難され，罪悪感が生じたことをきっかけにイップスになったという一例であった．

一般的にイップスという用語はゴルフで短いパットを打つ時にプレイヤーを襲う緊張異常，けいれんや震えの症状，あるいはその状態によって生じるパットのミスを意味していたが，他のスポーツでも用いられるようになり，野球，テニス，アーチェリー，弓道，射撃などの競技においてイップスという用語がよく用いられている．イップス症状の経験があるという自覚を持つ者は，スポーツの各競技で 30% 台から 60% 台と幅があるものの[1]，かなり頻度の高い症状であることがわかる．野球の送球イップスについては，中学生を対象にその兆候を調査したものがあり，多くのアスリ

88002-930 JCOPY

ートがイップスを経験し，その傾向は思春期からも始まりうる可能性が指摘されている．

　そのイップスを「からだの問題」と考えるタイプⅠ（神経学的要因によって発現する局所性ジストニアタイプ）と「こころの問題」と考えるタイプⅡ（心理学的要因によって発現するチョーキングタイプ）の2つに分類する考え方があり，さらに「からだの問題」と「こころの問題」の両方の症状を経験する人を組み込んだタイプⅢという概念も存在する[2]．イップスを精神科的な観点から考えると，不安症と類似する点が多い．不安症とは精神的な不安から，こころと体にさまざまな不快な変化が起きる精神疾患である．通常でも大事な試合や場面では緊張して汗をかいたり，心臓がドキドキしたりするのは当たり前の反応だが，その心配や不安が過度になりすぎて，日常生活に影響が出る状態を不安症という．そのアスリートのイップスが「からだの問題」と考えるタイプⅠ，「こころの問題」と考えるタイプⅡのどちらのパターンであっても，「またイップスの症状が出るのでは」と予期不安で過度に心配してしまい，それによってさらにイップスの症状を出現させる悪循環が生じることが多い．これは不安症の症状出現のパターンに類似しており，どちらのタイプのイップスであってもメンタルケアが必要と考える．

　アスリートは元来メンタルが強くなくてはならないという固定観念がある．その中でイップスはメンタル的な問題であり，しかも治らない難病と考えるアスリートが多い．したがってとてもデリケートな言葉として扱われることも多く，「イップスは禁句」というイメージも広がっている．また身体感覚の鋭いトップアスリートは周囲がイップスに気づくよりも早く「自分がイップスかもしれない」と自覚しており，周囲が気づいた時点で本人がすでにイップスに悩んでいることが多い．もともとアスリート自身がメンタルを弱いと思われたくないこと，イップス自体がデリケートな言葉であること，周囲が気づいた時点ですでに本人が悩んでいるなどから，さらにイップスを話題として触れづらい状況になっていくため，心理士や精神科医に相談するのが遅れてしまうケースが少なくない．

　この事例も元来本人が自分はイップスになりかけているという自覚があったが，ごまかしながら送球していたと予想される．この時点でのイップ

スの症状は軽いこともあり周囲に相談していなかったが，エラー後の他の
アスリートへのバッシングが罪悪感へと繋がった結果，その心理的ストレ
スが引き金となり，明らかなイップス症状として出現した事例と考える．
イップス以外の不眠，食欲低下などは認めないが，練習に集中できない，
日常生活の中でも送球のことを思い出してしまうなどの症状があり，適応
障害の診断も可能という点では二次的に精神疾患が生じていたと考える
こともできる．適応障害とはある特定の状況や出来事（イップス）がその人
にとっての主観的な苦悩を生み，そのために気分や行動面に症状が現れ
る精神疾患である．症状としては憂うつな気分や不安感が強くなるため，
過剰に心配したり，神経が過敏になったりする．ストレスとなる状況や出
来事がはっきりしているので，その原因から離れると，症状は次第に改善
するが，ストレスから離れられない，取り除けない状況では症状が慢性化
することもあるため，早めのイップス自体の治療が必要となる．

3 イップスの治療

　次にイップスの治療について精神科医療機関で可能なものについてま
とめる．

①薬物療法

　薬物療法についてはこれまでベータ遮断薬や抗不安薬が効果的とされ
ていた．抗不安薬は競技の際に緊張がほぐれ，リラックスできる効果があ
り，ベータ遮断薬は交感神経を抑制することで動悸や振戦（震え）を改善
する効果がある．「またイップスの症状が出るのでは」という予期不安を不
安症の類似症状と考えるのであれば，不安症に適応がある SSRI（選択的
セロトニン再取り込み阻害薬）などの抗うつ薬も効果的と考える．しかし
アスリートに処方する時にはその薬剤がドーピングに該当するかの注意が
必要である．世界アンチ・ドーピング機構が定める禁止表において，特
定の競技において禁止される物質の中にベータ遮断薬があり，その対象
競技としてゴルフなどを挙げているため注意が必要である．

②精神療法（カウンセリング）

　一般的な精神科診療で行われる支持的精神療法では，まずイップスが
どんな状況でどんな結果が生まれ，それに対してアスリートがどういう気

88002-930

持ちになっているかを傾聴し，共感していく．アスリートが「イップスになり，このまま競技を継続できるのか」などの不安を表出したり，その辛さに共感してもらえるという体験は安心につながり，イップスが原因で生じた不安の減少や，二次的な精神疾患の予防になると思われる．またイップスそのものの治療として認知行動療法が推奨されている[3]．具体的な方法としてはセルフモニタリングや認知再構成があり，セルフモニタリングとは自分の行動を観察，記録，評価し，自分の行動を客観視し，事実として認識することが可能となる方法である．認知再構成は現実のプレー中に強い恐怖・不安感を感じた場面をイメージしてもらい，その場面とイメージの内容や感情を同定する．「また暴投するのではないか？」という考えであれば，他にどのような考え方をすることができるのかを考えてもらう．その異なる思考ができるように準備し，実際にそれを練習し，緊張状況においてもできるようにしていく方法である．

③技術の変更のサポート，周囲との連携

　イップスはメンタルケアのみでなく，コーチやトレーナーとの連携が必要である．フォームの変更，ポジションの変更，ゴルフやテニスでは道具の変更などあらゆる変化を伴うことがある．実際に監督やコーチなどの提案で変更するが，本人が心理的になかなか受け入れられていない状況も少なくない．診察の場面でその心境について傾聴し，必要であれば競技自体から少し距離を取る意味も含めて休養することも提案する．その際にはコーチと本人の間に入り調整を行うことも必要であり，本人ができるだけ長く競技を継続できるようにサポートしていく．　　　　　（永井　宏）

文献
1) 栗林美智子：野球選手のイップス研究に向けた文献的検討．長野保健医療大学紀要，6：19-30，2020
2) Smith AM, Adler CH, Crews D, et al.：The 'yips' in golf: a continuum between a focal dystonia and choking. Sports Med 33(1)：13-31, 2003
3) 八木孝彦：イップスの心理学―その病態と心理療法―．中央学院大学人間・自然論叢，32：51-77，2011

スポーツ心理の視点から

Point

- 客観的な事実よりも本人の体験に寄り添う.
- イップスに至るまでの経緯や今後の展望も含めて，今の心の課題を考える.
- イップスに対する対処だけではなく，背景となる心理的課題に対してアプローチする.
- 二次的な影響については十分に配慮する.

1 周囲を活用しながら困難な事態を成長の機会とする

①一般の人に気づいて欲しいポイント

　この事例でアスリートは，イップスという競技生活上で大変困難な事態に見舞われている．しかし，イップスなど競技生活における困難は消極的な事象とは限らない．困難が心が成長するための取り組むべき課題であり成長に向けた契機の可能性とも考えられる．スポーツ心理学では，イップスという症状自体の解消だけではなく，イップスを引き起こしている根本的な心の課題（以下，心的課題）やイップス症状が継続することにより気持ちが落ち込むこと，競技に対するモチベーションが低下するといった二次的な影響について対応を考えることになる．アントラージュには，イップスの症状が消失することだけが目的ではなく，なぜ今このアスリートにこのような困難が生じているのか，どのようにこの困難を乗り越えることが心（内面）の成長に繋がるかという視点を持つことを期待する．最ももったいないことは，せっかく困難により苦労しているにも関わらず，症状が消失しただけで元の状態に戻り何も成長が見られないことである．

②相談に至るまでに対応できること：アスリート本人

　大事なことは，アスリート自身が自ら主体的にイップスという課題の解決に向けて創意工夫することである．ただし，その創意工夫をすることにはとても大きな労力が必要となる．思考が混乱してうまく取り組めない，うまくいかないことを続けることで競技自体のモチベーションが低下する，

88002-930 JCOPY

さらには全般的に消極的な態度・思考に陥るなどといったことが生じる．そこで，この創意工夫をうまく進めるために，一人で抱え込み過ぎずアントラージュ（周囲の人間）を適切なタイミングでうまく活用し，しっかりと創意工夫にエネルギーを注げるように支えてもらうことが重要となる．最初からアントラージュや容易に得られる情報に頼ってしまうと自分で難しい課題に取り組む力が衰えたり，養われなくもなるので注意が必要である．

③相談に至るまでに対応できること：コーチ，家族など

コーチや家族など（アントラージュ）ができる支援としては，イップスという症状の背景にどのような心的課題があるかといった視点を持つこととなる．そして，イップス症状の解消だけではなく，その心的課題にとってどのように支援することが望ましいかを考えアスリートに関わることが必要となる．支援を与えすぎることはアスリートが成長する機会を逃すことになる可能性があることも理解する必要がある．

④精神科・心療内科からリファーして欲しいポイント

健康な状態で物事を考えることで健康的な思考やアイデアが生まれる．不健康な状態や混乱した状態で物事に取り組んでもうまくいかないことは容易に想像できることである．心理的作業はこのような基盤がとても大切であると考えられることから，精神科・心療内科による取り組みとしては，診察だけでなく薬物療法を含めた精神健康度を保つための働きかけを心理的介入と並行して行っていくことがとても重要であると考えている．

2 身体症状と心的課題

今回の事例では，突如としてイップス症状に陥ったり，きっかけとなる1つの大きな出来事がありイップス症状に陥ったのではなかった．着目すべきは「捕球し送球動作に移る際にボールを落とす」という予兆のようなことが続いていたにも関わらずそのまま対処をせずに競技を続け，その経過の中で「握れないまま無理やり送球した球が逸れて捕球者がうまく処理できずに失点につながる」というイップス症状の形成につながる大きな出来事が位置付けられているところにある．さらには，本人が自分の責任で他者が懲罰を受けたと認識している点もこのアスリートの特徴をよく表していると言える．その後，イップス症状が続くことにより身体だけでなく心

理的な症状として「練習にも前向きになれなくなる」という抑うつ状態に陥っている．しかし，そこでもおそらく日常的には目立った症状が見られなかったため来談行動が遅れたと考えられる．心理相談に至る経緯についても，主体的な行動として来談したわけではなく，コーチに促される形で来談に至っていることが特徴的と言える．スポーツ心理学における，スポーツメンタルトレーニングやスポーツカウンセリングでは，イップスという症状だけではなく，このような症状形成の経過やその背景となる心理的課題についても考えることになる．そして，今この瞬間，本人にとっては苦しいことが起こっているが，この困難が，その後の競技人生における成長過程の1つの契機となる可能性についても見通しを持つこととなる．

イップスについての診断や症状形成に関する分類は，永井先生の解説を参照願いたい．

スポーツ心理学では，イップスのような動作失調が形成される背景に何らかの心的課題が存在すると考える．その心的課題が心で処理することができない場合に身体症状として表現されると理解することになる[1]．人は自分自身が取り組まなければならない心的課題（発達課題を含む）はあるが，それを心の問題として表出し対処することができない場合もある．もしくは，そもそも心の問題として対処することよりも，他の対応の仕方のほうが得意な人もいる．その際に，身体がその心的課題の表現媒体となり身体症状が形成される．このような心理的な側面が身体に現れることを「身体化・身体性」という[2]．これらのことから，アスリートの心理相談ではしばしば身体症状自体の解消が直接的な目的ではなく，身体症状を話題としながらも，それを引き起こしている心的課題の克服が目指されることとなる．その心理的な取り組みの過程で，結果的に身体症状（イップスなど）も消失することが考えられる．中込[1]は，アスリートの身体症状について，心理相談で話題とする場合の4つの捉え方を示している．

①窓口としての身体

身体症状は，その人の存在の根本にいたる一種の窓口として機能しており，アスリートの心理サポートでは身体や競技に関することがその人の理解に繋がる「窓」となる．

88002-930 JCOPY

②身体の象徴性

　アスリートが訴える身体症状は，心が象徴的に表現されていると捉えることができる．

③守りとしての身体

　心の問題が心のレベルでおさまりがきかなくなる時，そのはけ口として身体が用いられる．身体症状は，その人が人としての総体的なバランスを保つために働いている可能性もある．

④こころと体をつなぐ身体

　物質的な「からだ」を「体」として位置付け，心と体の中間に位置するのが「身体」であると説明をした上で，アスリートにおいて心の問題・課題が収束していくのと同期して体（パフォーマンス）も変化を認めることがあり，そこに至るまでの心理的作業において身体が手掛かりとなる．

　イップスのように心理相談の中で語られる身体症状について，上述の観点から見ていくことで症状の奥にある心的課題が見えてくることになる．

　今回の事例について言えば，「捕球段階は問題ないが，捕球から送球動作に移る段階がうまくいかない」という身体症状が語られている．そして，「握りかえがままならないまま，無理やり投げた」ことにより症状の形成に至る事象を経験している．つまり，「受け取ること（捕球）はできる」が「それを自分のものとしてコントロールすること（持ちかえ）がうまくいかず」，もちろん，その後の「自己表現としてそれを表出する（送球）するところまでつながらない」状況となっていることが窺い知れる．これは１つの解釈の例である．しかし，このように身体症状をこのアスリートの心のこととして象徴的に理解することで，このアスリートの心的課題として，受身性が強く自己の形成と表現にはまだ未熟さがあるという自立の課題が見えてくる．このアスリートは，おそらく運動能力も適応能力も高く各年代で指導者の指導を体現できていたのであろう．しかしながら，現在の心の発達段階は，自我同一性の形成に向けての準備が始まっている段階であると考えられる．自我同一性とは，自分なりのものの見方・考え方の獲得と言えるが，この無意識的な心の動きが身体化していると考えられる．紙面の都合上詳細な説明は省くが，現段階では，自分なりのものの見方・考え方

を形成する力もまだ養われていない段階であろう．そのため，自分の行動に自信や自己肯定感を持ち得ていないのは当然である．この段階では，自分自身の感覚に確信が持てず，周囲との評価の中で揺れ動くこととなる．そのため，今回のように自己評価としては自分に責任があると考えたプレーで他者が懲罰を受けるという思考と現状が相反する状況は混乱をもたらすことになったのであろう．このアスリートにとっては，このような混乱の中に置かれることで自分自身の感覚を形成していくことになるので，この時点では混乱をきたすことであるが未来展望的には必要な混乱とも言える．これらのことから，必要以上に心理的に混乱したり抑うつ状態に陥らないような状況で創意工夫の取り組みを継続し自信や自己肯定感を高めていくことが最も早い解決策なのである．また，このようなことをすべて本人が理解し取り組むことが必要とはならない．身体化されているということは，身体が本人にとって得意なツールであることが言えるので，心理的作業としてではなく，単にどのように投げればうまく投げれるかといった動作の課題として取り組んでいくことでも十分心理的成長につながるものと思われる．

　周囲はこのような心と身体の関係構造を理解したうえで携わることが重要となる．ここで最も大事なことは，現実的に起こっていることではなくアスリート本人がその事実をどのように体験しているかといった，アスリート自身の体験に寄り添うことである．このアスリートの場合，当初，握りかえができない段階から不安を抱えていたが，それについて周囲が気にかける様子は伺えない．さらには最終的に本人に大きなダメージを与える出来事においてもこのアスリートを不安視し関わる様子が伺えない．最初の時点で，このアスリートの不安に共感できる人がいたり，このアスリート自身も相談できる人がいればイップス症状が形成される前に心の課題に取り組むことができたかもしれないのである．

（秋葉茂季）

文献

1）中込四郎：アスリートにおける「身体」の持つ意味．精神療法，38：12-18，2012
2）鈴木　壮：スポーツと心理臨床―アスリートのこころとからだ―，創元社，大阪，2014

88002-930

イップスの動作指導の実際

　ここ 10 年近くで，イップスの「名称」自体の世間の認知度は飛躍的に高まった印象がある．

　一方で，イップスの科学的根拠のレベルはいまだに低いままである．イップスに関する文献の数も，他の多くの症状に比べて桁外れに少ない．

　そもそもイップスはまだ「病名」ですらない．いわば「ニックネーム」．

　1930 年代に活躍したゴルファーのトミー・アーマーが「プレー中に手先が震えてしまったよ，まるで仔犬の鳴き声 (yip) のようにね」と答えたことが起源とされている．

　つまりイップスはいまだに原因や改善方法どころか，名称や症状すらも統一されたものがないのである．

　イップスは炎症や損傷が引き金となって起こる「疼痛」などとは明らかに異なり，置かれた状況をどう捉えるかという「認知」が引き金となり起こる「運動障害」と捉えることができる．画像診断や血液検査でも判定できない．

　今後イップスが，医療分野で適切なガイドラインに沿って施されるようになるには，科学的根拠を積み上げていくことが必須である．

　現状イップスは病名ではないため，当然「診断」もできないのである．

　しかし，イップスに悩む選手たちの相談は増えており，「存在」自体は間違いないようである．

　イップス罹患者がまず真っ先に知りたいことは，「自分はイップスなのかどうか」ということである．

　イップスには，類似症状として「ジストニア」が挙げられる．私の元にもご本人がイップスであると考えていたものが，実際の症状を拝見すると，強くジストニアが疑われる所見があった，ということは少なくない．

　そのようなケースでは医療機関を紹介させていただき，速やかに診察，治療の流れをおすすめしている．

　そして，イップス罹患者が「イップスかどうか」と同じくらい求めているのは，「自分の体に一体何が起こっているのか」ということである．

　まだまだ「イップスはこういうモノである」と胸を張ってお伝えすることは難しいが，数少ない文献や，多くの現場での情報や経験をもとに，複数の

有識者によって，「イップスはこういうモノではないか」という「考察」を生み出し，罹患者にカウンセリングなどの機会でお伝えしている．

　イップス改善の現場に携わってきたなかで最も重要な局面は，この「最初のカウンセリング」ではないかと，私は考えている．イップス特有の動作が「定着」してしまったり，思いどおりの運動ができないことが続き自己肯定感が低くなってしまう前に，適切な時期に，「その時点」でのイップスに関する情報を得ることで，やみくもに悩むことが少なくなるケースが非常に多い．「腑に落ちる」ということは，大変重要なことである．

　2021 年 5 月に我々の研究チームは，イップス罹患者の脳波に特徴的な所見があることを発表した．医学，学術界でも積極的にイップスを扱う流れを絶やさず，罹患者に有益な改善フローが確立することを目指していきたいところである．

（石原　心）

88002-930 JCOPY

7 試合場面で不安になる・恐れを感じる

主訴（悩み） 本番になると動悸・足のしびれが出てくる.

相談までの経過 大学3年生. 高校生の時には種目Aで国際大会を経験したこともある. 大学進学後も順調にベストタイムを更新し続けていた. X-1年10月, 地区の記録会に出場し, 自身のレースの順番を招集所で待っている際に今まで経験したことのないような動悸を自覚した. その後, 出場したレースではスタートラインに立った後も動悸が続き, 後半に足がしびれるような感覚と力の入りにくさを感じ, 地面に足が接地するまでも重いと感じ動きが鈍かった. 結果としてはベストタイムからはほど遠いものであった. このレース以降, 出場する大会前日の夜に必ずお腹の調子が悪くなり下痢をするようになった. 腹部の症状に加えて, 招集所での動悸や競技中に出現する足のしびれと運びの悪さ・重さはほぼ認められるようになった. 特に1日に予選と本選の2レースが行われる際には, 2レース目で必ずと言って良いほど症状が出現した. 腹部の症状について, かかりつけの内科で胃カメラも実施されたが, 特に大きな異常は認められなかった. チームのトレーナーと相談し, 食事内容による腹部の症状ではないかと大会前の食事メニューを変更したりしたが大きな変化はなかった. そのため, 心理的なものが原因ではないかと言われ悩んでいたところ, 心配していた親が当施設を見つけX年8月に来談した.

これまでの病気やケガなど 特記なし

現在までの生い立ち 2人兄弟の次男として出生発育. 乳幼児期の発育・発達異常の指摘なし. 地元の公立中学校を卒業後, 種目Aの成績によるスポーツ推薦で高校へ進学. 在学中の競技成績から種目Aの高名な指導者のいるB大学へ進学. 両親, 3歳上の兄と4人暮らし.

家族歴 特記なし

競技歴 8歳からクラブチームに通い出す. 特別自分からしたいと言ったわけではないが, 兄もやっていたので嫌々という感覚もなく始めた. 小学4年から選手育成のクラスへ進み, 順調に競技成績も上がってきた. 高校3年生時に種目Aで国際大会に出場し4位. 推薦で強豪の大学へ進学.

初回来談時の様子 ジャージ姿で年齢相応の大学生という印象. 神経質な様子で眉間にしわを寄せながら, これまで困っていたことを淡々と話す.

精神科医の視点から >>>>>

Point

- 身体症状まで出現している場合は詳しい検査で原因を調べるようにしよう.
- 不安と恐怖の意味の違いを知り, 減らすことから目標設定を行う.
- 選手本人はどういう状態を恐怖や不安と感じているか明らかにしよう.
- 指導者や周囲はパフォーマンスや普段の様子を見て専門家への相談を勧めよう.
- 日常生活に支障をきたしていない不安・恐怖はスポーツ心理の専門家に相談も可能.

1 不安と恐怖の違いを認識する

　本事例は競技場面の不安・恐怖を主訴に来談したケースである. 主訴の症状に加え, 試合前日という日常生活にまで腹部症状など身体の不調が及んだ点が受診に至ったと考えられる. まず大前提として, 身体症状を認める場合に心理的要因と一方向的に判断するのではなく, 必要な検査を行って器質的な身体疾患を確実に除外することが重要となる. 消化器症状が特定のタイミングのみ出現するようであれば過敏性腸症候群に関する精査を, しびれや動悸を認めるようであれば筋電図や心電図などを実施して神経筋疾患や不整脈など各内科的疾患がないことを確認されることが望ましい. その上で心理的アセスメントとして不安・恐怖を認めるという判断に至る.

　不安と恐怖は精神医学上において意味合いが若干異なる. 不安とは生きている以上誰もが抱える基本的な感情で, 明確な対象を持たずに浮遊している感情である. 一方で, 恐怖は閉所や高所, 虫や動物への恐怖, 針などへの先端恐怖など対象がはっきりと具体的な感情である. 感情だけでなく, 本事例のように動悸, 筋緊張などの自律神経系の交感神経系の興奮による身体反応を認める点が不安や恐怖の特徴には挙げられる. 本来ならば不安という感情は, 危険な状態にある可能性を知らせる警告

Case

7

試合場面で不安になる・恐れを感じる

表1 病的な不安の特徴

非機能的な認知 (dysfunctional cognition) ある状況に対して，危険を過大評価してしまうことを含む誤った思い込みを持っている
機能が障害されていること (impaired functioning) 不安によって，脅威に対して効果的，適応的に対処することや，より全体的に日常の社会的，職業的な機能を阻まれている
持続性 (persistence) 実際に生じるかどうかにかかわらず，差し迫った脅威の可能性を考えてしまうので，何年にもわたって日常的に強い不安を経験している
誤った警報 (false alarms) 脅威の手掛かりがなかったり，またはとても小さかったりするのにもかかわらず，パニック発作が生じたり強い恐怖が生じる
激過敏性 (stimulus hypersensitivity) 広範な刺激や状況において，無害と思われるわずかな脅威に対しても恐怖が生じる

(Clark DA, Beck AT : Cognitive Therapy of Anxiety Disorders : Science and Practice. Guilford Publications, New York, 2009[1] より引用)

の役割を果たす適応的な心理機制と言える．病的な不安に至った不安症であるか，正常な不安であるかを判断するには明確な境界はなく，判断が難しいが現実的な根拠がなかったり，強すぎる不安であったり，日常生活上に支障をきたしている場合は不安症と診断される可能性がある[1]．

　本事例では，普段のトレーニング時には不調をきたしていない点，記録会やレース中など試合時のみに症状を認める点，腹部症状については前日からすでに認めている点などより病的な不安であれば不安症群の中でも特定の状況に出現する限局性恐怖症が疑われる．また，パニック発作の症状は別章にゆずるが，病的な不安と正常な不安の判別は難しい (表1)．本事例のように特にその強度が著しく苦痛をもたらし，さらに日常の生活や学業，就労などに支障をきたすに至った病的不安に近い状態と予測される．

　限局性恐怖症とは，「たいして危険でも脅威でもないはずの対象や状況によって，不釣り合いで打ち勝ちがたいほどの強い恐怖に即時的に駆られ，不合理性を理解しつつもパニック発作を起こしたり，状況を回避しようとする病態」である．一般的な分類として，動物型（動物・虫など），自然環境型（嵐，高所など），状況型（公共輸送機関，トンネル，橋，エレベーター，飛行機など），血液・注射・外傷型，その他の型，などがある．限局性恐怖症の分類は1つが当てはまる場合もあれば，複数当てはまる

88002-930 JCOPY

こともあるとされている．本事例では競技会のみでの不調であった点と身体感覚の変化や違和感を覚えて不安を生じている点からは，状況型またはその他の型に相当する可能性が高いと考えられる．

　疫学的には発症年齢として 10 代後半が多く，日本国内での 12 ヵ月有病率は約 3％程度とされている[2]．発症には，1) 直接的でネガティブな条件付け，2) 他人の行動や反応の観察を通じた学習，3) 言語的な情報伝達のプロセスが関与しているとされる一方で，必ずしも要素がない場合もあるとされている．また，遺伝的素因についても検討されていて，セロトニントランスポーター遺伝子多型またはカテコール O-メチルトランスフェラーゼ多型が関与しているとされ，限局性恐怖症を含めた不安症の脆弱性要因と考えられている[3]．

　恐怖関連性刺激状況下での脳機能画像検査では，扁桃体，海馬，前頭前野領域，島皮質，前部帯状回に特徴が見られ，扁桃体と島皮質の過活動状態が他の恐怖症と共通しているとされている[4]．

　扁桃体を介して条件付けされた恐怖を消去する過程において，前帯状皮質などのシナプス可塑性を介した扁桃体の抑制作用が推定されているが，不安になりやすい傾向が強いのは抑制機能不全による扁桃体などの活性亢進が主な原因と考えられている[5]．

　恐怖・不安刺激に関する感覚入力には 2 つの経路が関わっている．1つは視床前部から扁桃体外側核を経由し中心核に至る経路である．この経路は反射的でより早い反応を引き起こし，思考や判断など高次機能を介さないより低位のものとされる (図 1)[4]．

　もう一つは視床から島皮質や内側前頭前野，帯状束を経由後に扁桃体外側核に入り中心核へ至る経路である (図 2)[4]．この経路は前頭前野などより高次機能が関わり，分析などを受けた後の情報であるため速度は遅いが，思考を経ているためにより正確な高次の経路と言える．扁桃体中心核は集められた情報を脳内各所へ広める役割を持っており，青斑核でのノルアドレナリンの放出増大による血圧や心拍数増加などの自律神経系や行動的反応の調整を担っている．視床下部外側核は交感神経系を活性化し，中脳水道周辺灰白質への投射は恐怖回避に関わる防御行動，あるいはすくみ姿勢などの行動的反応の出現に関与する．

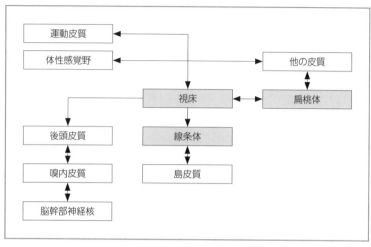

図1　前頭前野以外の恐怖関連回路統合モデル
薄い青色が皮質で濃い青色が皮質下構造で相互接続をしている.
〔Del Casale A, et al. : Functional neuroimaging in specific phobia. Psychiatry Res 202(3) :
181-197, 2012[4]より引用〕

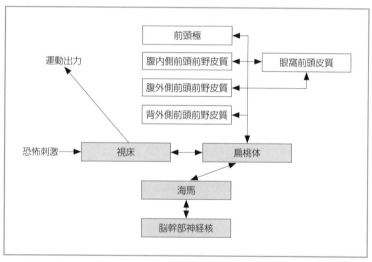

図2　前頭前野を介して恐怖に関する情報処理の中心である扁桃体
〔Del Casale A, et al. : Functional neuroimaging in specific phobia. Psychiatry Res 202(3) :
181-197, 2012[4]より引用〕

　限局性恐怖症の診断ポイントは，1) 限定された対象，あるいは状況に
対する顕著で持続的な恐怖である，2) 恐怖刺激への曝露により，ほとん

88002-930 JCOPY

表2 アスリートにおける不安の前兆および/または永続化する要因

アスリートの不安を誘発／ 持続させる要因の定義域	特定の要因
スポーツ特化型	・パフォーマンスに対するプレッシャー ・世間の注目を浴びること ・スポーツキャリアの不安や不満 ・ケガ ・スポーツにおけるハラスメントと虐待
スポーツ非特化型	・女性 ・年齢が若い ・最近の不幸なライフイベントの経験 ・生活行動の制限 ・社会的引きこもりや回避 ・反芻（はんすう）

ど即時的に不安反応が誘発される，3）その恐怖の過剰性や不合理性は認識されている，4）回避や恐怖，5）恐怖と直面することへの強い予期不安などから，日常的・社会的な生活や職業的機能に著しい支障が生じている，などである．

2 アセスメントと治療・介入のポイント

　まず，本事例のような不安・恐怖について，競技および競技外の要因が，アスリートの不安症状および障害を誘発または持続させる可能性があり，介入・治療の際にはアスリートの心理社会的背景および生理学を考慮した微妙な考慮が必要である[6]．まず，アセスメントとして表2のように不安・恐怖の要因を検討していく．その上で通常の競技中に生じる過覚醒（過緊張）なのか，競技パフォーマンスにも影響し，アスリート自身も過度なストレスと感じるほどの競技不安なのか，日常生活機能にも影響し持続する不安であるのか，を鑑別する（表3）．

　通常の競技による過覚醒や競技不安に対してはスポーツ心理領域の専門家でも対応可能な範囲である．一方で，不安症に相当する状態や，競技不安時の重大なストレス・苦痛については精神科医への相談も選択肢の1つとなる．このような判断は非常に困難を伴うことも多いので，アスリート周囲の関係者は競技時・普段の様子からの変化が気になれば，いずれかの心理支援相談を提案するのも良いかもしれない．

表3　通常の競技過覚醒と競技不安，不安症との鑑別

	通常の競技によって生じる過覚醒	競技不安	不安症（例：全般性不安症）
症状発現のパターン	軽度の過覚醒症状（例：軽い緊張感）は，通常，スポーツの前日または当日に生じる	過覚醒症状は，競技前または競技中いつでも生じる	不安症状をパフォーマンスの時間に関係なく，ほとんどの日に認める（ただし，パフォーマンスの前または当日に症状がさらに悪化することもある）．GADでは，症状は少なくとも6ヵ月間存在する
不安材料	競技パフォーマンス	競技パフォーマンス	心配事が複数あることが多く（GADの場合），スポーツだけに関係しない
持続期間	通常は24時間以内	変動あり，競技の1週間以上前に生じることもある	持続する
重症度	生活機能への悪影響や重大な苦痛はなく，逆U字仮説によると，パフォーマンスを最適化する可能性がある程度の覚醒度	競技パフォーマンスへの悪影響および／または重大な苦痛	競技以外（場合によっては競技中も含む）の生活機能への悪影響，および／または重大な苦悩

　不安や恐怖が競技上～病的いずれの状態にしても共通する治療・介入アプローチがあり，精神医学的な第一選択は精神療法が挙げられる．これはアスリートに対して行われるスポーツカウンセリングに相当し，競技の他の身体的・技術的側面における練習が必要であるのと同様に，競技前および競技中の気力を高めるという感情の制御および解釈についての訓練につながる．本事例のような場合には，曝露を中心とした認知行動療法も有効と考えられる．不安や恐怖に対してはハイパフォーマンスに必要と考えられている特定の心理的要因（感情の調節，モチベーションの維持，自信，適応的対処戦略，支持的対人関係の維持）は，同時に不安症状の対処にも有効であるとされている[7, 8]．具体的には系統的脱感作や，現実曝露，内部感覚曝露，仮想現実（バーチャルリアリティ）曝露などを含めた認知行動療法が主体となる．系統的脱感作は不安や恐れを感じる

88002-930 JCOPY

場面のイメージを介して行われ，それに対する拮抗反応として筋弛緩法などのリラクセーション技法を組み合わせ，シチュエーションごとの不安の強さを階層表形式で数式化する．リラクセーション技法はスポーツ心理領域でも用いられ漸進的筋弛緩法や，深呼吸法，マインドフルネスなどが近年では有効とされている．

　また，薬物療法について，一般的に他の不安症と同様にベンゾジアゼピン系抗不安薬の一時的効果や選択的セロトニン取り込み阻害薬という抗うつ薬の一種が限局性恐怖症の治療には有効とされている．アスリートにおける注意点として，前述した2剤によるパフォーマンス低下の可能性を考慮する．プロプラノロールなどのβブロッカーは低血圧や心肺機能低下につながる可能性が指摘されており，振戦（ふるえ）を減らし運動制御を改善する可能性があるため世界アンチ・ドーピング機構はアーチェリーや射撃などの選手には使用を禁止している．胃腸症状も認めた本事例のような場合，栄養のサポートも有効である可能性も考えられる[9]．

（山口達也）

文献

1）Clark DA, Beck AT : Cognitive Therapy of Anxiety Disorders : Science and Practice. Guilford Publications, New York, 2009
2）Kawakami N, Takeshima T, Ono Y, et al. : Twelve-month prevalence, severity, and treatment of common mental disorders in communities in Japan : preliminary finding from the World Mental Health Japan Survey 2002-2003. Psychiatry Clin Neurosci 59(4) : 441-452, 2005
3）Lonsdorf TB, Weike AI, Nikamo P, et al. : Genetic gating of human fear learning and extinction : possible implications for gene-environment interaction in anxiety disorder. Psychol Sci 20(2) : 198-206, 2009
4）Del Casale A, Ferracuti S, Rapinesi C, et al. : Functional neuroimaging in specific phobia. Psychiatry Res 202(3) : 181-197, 2012
5）Etkin A, Prater KE, Hoeft F, et al. : Failure of anterior cingulate activation and connectivity with the amygdala during implicit regulation of emotional processing in generalized anxiety disorder. Am J Psychiatry 167(5) : 545-554, 2010
6）Reardon CL, Gorczynski P, Hainline B, et al. : Anxiety disorders in athletes. Adv Psychiatry Behav Health 1(1) : 149-160, 2021
7）Burns L, Weissensteiner JR, Cohen M : Lifestyles and mindsets of Olympic, Paralympic and world champions : is an integrated approach the key to elite performance? Br J Sports Med 53(13) : 818-824, 2019
8）Rice SM, Gwyther K, Santesteban-Echarri O, et al. : Determinants of anxiety in elite athletes : a systematic review and meta-analysis. Br J Sports Med 53(11) : 722-730, 2019
9）Wilson PB : The Psychobiological etiology of gastrointestinal distress in sport : a review. J Clin Gastroenterol 54(4) : 297-304, 2020

スポーツ心理の視点から

Point

・指導者や周囲の語りと選手自身の語りの違いに気づこう.

・選手は自分が何に困っているのかを立ち止まって考えてみよう.

・指導者や家族は,選手本人が何に困っていて,どうしたいと考えているのかを,じっくり聞いてみよう.

・指導者や家族は,選手を多角的に捉え,心理面の原因が疑われる場合には,スポーツカウンセラーへの相談を勧めよう.

・選手の治療意欲や適用可能性が高いのであれば,心理技法を習得することも可能.

1 発達課題と自我同一性,競技における課題と心理的課題の重ね合わせ

　本事例の症状は,医学的検査を行い,身体的異常が見つからなかったとあるが,さらに必要な検査を行って器質的な身体疾患がないのであれば,心理的要因によるものだと思われる.以下は,器質的な身体疾患が確実に除外された場合の対応となる.

　クライエントは8歳から「兄もやっていた」ために「嫌々という感覚」もなく,「自分から特別したいと言ったわけではなく」競技を開始している.小学校4年生から選手育成クラスに進み,高校3年生時に国際大会で4位と順調に競技力を高めた.大学進学においては,「競技Aの高名な指導者がいる」という理由で自宅から通学できるB大学を選択しているが,B大学の競技Aの指導者やトレーナー,コーチなどの指導体制,トレーニング環境,部の雰囲気などをクライエントが調べ,自分に合っているかどうかを検討した形跡はない.

　また,クライエントは主訴を「本番になると動悸・足のしびれが出てくる」としている.しかし,相談までの経過を確認すると,クライエントが実際に悩んでいることは,「チームのトレーナーに『心理的なものが原因ではないか』と言われたこと」であることが,大きな特徴である.また,クライエントは「言われたこと」について悩んではいるが,親に相談してはおらず,

88002-930 JCOPY

表1 自我同一性地位

自我同一性地位	危機	傾倒	概略
同一性達成 (Identity Achievment)	経験した	している	幼児期からの在り方について確信がなくなりいくつかの可能性について本気で考えた末，自分自身の解決に達して，それに基づいて行動している.
モラトリアム (Moratorium)	その最中	しようとしている	いくつかの選択肢について迷っているところで，その不確かさを克服しようと一生懸命努力している.
早期完了 (Foreclosure)	経験していない	している	自分の目標と親の目標の間に不協和がない. どんな体験も，幼児期以来の信念を補強するだけになっている. 硬さ（融通のきかなさ）が特徴的.
同一性拡散 (Identity Diffusion)	経験していない	していない	危機前 (pre-crisis)：今までの本当に何者かであった経験がないので，何者かである自分を想像することが不可能.
	経験した	していない	危機後 (post-crisis)：全てのことが可能だし可能なままにしておかなければならない.

〔無藤清子：「自我同一性地位面接」の検討と大学生の自我同一性. 教育心理学研究 27（3）：178-187, 1979[3] より転載〕

心配していた親が当施設をみつけてクライエントを来談させたという経緯にも注目する必要がある.

　症状を呈するまで，目立った反抗期もなく競技に取り組んでおり，親にとっては「良い子」，指導者にとっては「素直な選手」であったと推察される. その反面，挫折やスランプに遭遇し，試行錯誤の末に乗り越える，自分なりの答えを見つけ出していく，自分を作り上げていくという経験とレディネスが圧倒的に不足していると考えられる. クライエントの遅れてきた「反抗」が具体的な行動や言葉ではなく「症状」として表現されているとも考えられる. また，具体的な行動や言葉ではなく「症状」でしか「反抗」を表現できないことはクライエントの自我が十分に発達していないこともまた示唆される.

　これらの点から浮かび上がってくるテーマは自我同一性の達成である. 自我同一性の達成とは，E. H. エリクソン[1] が提唱した心理社会的発達理論において青年期の心理的課題とされているもので，簡潔に言えば，自分がどんな人間であるかを知ることを指す. さらに，J. E. マーシャ[2] は，

危機〔その人にとって意味のあるいくつかの可能性について迷い，決定しようと苦闘した（している）時期〕とコミットメント（自分自身の信念を明確に表現したり，それに基づいて行動すること）の2つの基準から自我同一性の問題への対処の仕方を類型化し，自我同一性地位と名付けている[3]．表1は，自我同一性地位を示したものであるが，本ケースのクライエントの自我同一性の地位は，危機を経験しないままに，競技Aにコミットしている「早期完了」であると想定される．

　関連して，初回面談時にこれまで困っていたことを不安や怒りなどの感情を伴わず淡々と話すという点も注目に値する．トレーナーや親など周囲の大人はクライエントの症状について積極的に対処しているが，クライエント本人が自分の症状自体と向き合い主体的に解決に向けた対処をしている様子は見られない．これらのことからは疾病利得の可能性が疑われる．疾病利得とは，症状があることによって患者がなんらかの利益を得ていることであり，一次疾病利得（内的葛藤やストレスを症状に転換させることで葛藤に直面することが避けられ，安心感が得られる）と二次疾病利得（周囲の人々の同情を集め，さまざまなサポートを受けることができる一方で，本人は責任を回避できる）に分けることができる．

　本事例では，クライエントは「本番になると動悸・足のしびれが出てくる」ことによって，ベストタイムから程遠い記録であっても，あるいはベストタイムを更新することができなくても，フォームの改善や練習メニューの見直しといった競技に関する課題に取り組み，競技者としての自分の可能性（限界）の見極めを回避することができているとも言える．さらに，大学卒業後に競技を継続するかといったキャリア選択，競技Aが自分にとってどのような意味を持つのか，あるいは自分とはなにか，といった自我同一性を巡る問題に取り組むことが避けられていると考えることもできる．症状によって疾病利得が得られていると考えた場合，仮に症状の消去がうまくいったとしても，別の症状が新たに出現する可能性が考えられる．また，いわゆる治療抵抗として，面接における消極的姿勢や面接のキャンセル，中断（ドロップアウト）が生じる可能性もある．

　以上のような可能性を念頭に置きながら，カウンセリングは，カウンセラーがクライエントの語りを傾聴することから始める．傾聴する内容は，

症状とその経緯（解決に向けた取り組み）だけでなく，競技歴や生育歴（親子関係と兄弟関係や兄の競技歴を含む），指導者・トレーナー・家族との関係性，キャリアプランなど多岐に及ぶ．またカウンセラーはクライエントのペースに合わせて傾聴することで，クライエントが，他人の言葉ではなく，自分自身の言葉で自らを語ること，症状の背後にある課題（自我同一性の確立）に取り組んでいくことを援助していくことができる．もちろん話し合いの中で事前の見立て（仮説）を柔軟に修正し，カウンセラーとクライエントが共同でケースフォーミュレーションしていくことが重要である．

　また，スポーツカウンセリングにおいては，競技前の腹痛や動悸，競技中に出現する足のしびれと運びの悪さ・重さなどの症状と，クライエントと競技 A との関わりやクライエントの生育歴・競技歴とを重ね合わせて理解しようとする姿勢を持つことが求められる．競技 A は陸上の短・中距離走であると推察されるが，「後半に足がしびれるような感覚と力の入りにくさを感じ，地面に足が接地するまでも重いと感じ動きが鈍かった」といったクライエントの語りからは，スタートしてからスピードを加速していく前半では症状はなく，加速したスピードを維持する後半に足の症状が出現することがわかる．競技における前半と後半は，順調にベストタイムを更新し続けていた青年期前期（大学 2 年生の 10 月まで）と症状のために記録が停滞した青年期後期（大学 2 年生 10 月以降）に重ね合わせて理解することもできる．つまり，走り方（＝生き方）を変えなくてはいけないタイミングでその切り替えができず，地面（＝現実）にうまく力を伝え，推進力（＝現実適応能力や生きる力）を得ることができていないのでは，とも考えられるのである．

　さらに，スポーツカウンセリングでは，カウンセラーはクライエントの競技中の身体感覚や動作感覚についての語りの変化と競技内外のさまざまな事柄〔例えば，指導者，トレーナー，家族との関係性の変化，大学卒業後のキャリアプランと競技との関わり（継続／引退）など〕の変化とを重ね合わせながら傾聴することで，クライエントの競技力の向上と人格的成長（自我同一性の確立）を両立させることを目指す．繰り返しになるが，この見立てと治療方針は，カウンセリングのなかで柔軟に修正していく必要

がある.

　また，その過程で，クライエントの競技に対するコミットメントや競技力が一時的に低下することもありえるが，競技者人生の後半を充実したものにするために必要な期間である，という，ネガティブに見える現象にポジティブな効果や意味を期待する姿勢をカウンセラーが保持することが求められる．また，繰り返しになるが，カウンセラーにはクライエントの問題の解決策を先回りして提供するのではなく，クライエントが現在の症状や状況を自分自身の問題として受け止め，解決に向けて主体的に動き出すことを待つ姿勢・支援する姿勢を保つことも必要とされる.

　このように考えた場合，本事例は，スポーツカウンセラーによるカウンセリングが有効であると考えられる．症状が出現したX‐1年10月から来談に至るX年8月まで，10ヵ月という長い期間を要している．指導者と親，そして選手にスポーツカウンセリングに対する知識と理解があれば，より早い時期に来談してもらえたと考えられる．そのためにも，スポーツ心理学者，スポーツカウンセラーは自身の専門性や役割について積極的に発信していき，認知度を高めていくことが必要である.

② 心理技法の併用

　クライエントの治療意欲や適用可能性を見極めたうえで，心理技法の併用，特にセルフモニタリングやリラクセーションを継続的に練習・習得させることも選択肢の1つである．セルフモニタリングやリラクセーションには，さまざまな技法が存在するが，ここでは著者が専門とする自律訓練法（Autogenic Training：AT）を紹介する.

　ATとは，1932年にドイツの精神科医J. H. シュルツによって創始された技法である[4]．ATの利点として，1）実施方法が体系化されていること，2）公式が標準化されていること，3）特別な用具を必要としないこと，4）安全性が高い（副作用が少ない）ことなどがある．スポーツ領域においてもATは古くから用いられており，1964年の東京五輪においても日本代表選手に対して精神面のトレーニングとして採用されている[5].

　ATの標準的なやり方は，表2に示した公式を唱えながら身体感覚にさりげなく注意（受動的注意）を向けることで，身体感覚の気づきを高め，リ

88002-930 JCOPY

表2　自律訓練法標準練習の公式

> 背景公式（安静練習）：「気持ちが落ち着いている」
> 第一公式（四肢重感練習）：「両腕両脚が重たい」
> 第二公式（四肢温感練習）：「両腕両脚が温かい」
> 第三公式（心臓調整練習）：「心臓が自然に打っている」
> 第四公式（呼吸調整練習）：「呼吸（いき）が楽だ」
> 第五公式（腹部温感練習）：「お腹が温かい」
> 第六公式（額部涼感練習）：「額が涼しい」

（笠井　仁：ストレスに克つ自律訓練法. 講談社, 東京, 2000[6] をもとに著者作成）

ラクセーション反応を得るというものである．この受動的注意集中はマインドフルネスにきわめて類似した注意様式であることから，AT は一連の手続きによってマインドフルネスを習得する技法であるとも言える．

心理技法全般に言えることであるが，AT を習得するまでには一定の練習期間（平均3ヵ月）が必要であり，AT の効果が得られるかどうかは，クライエントの動機づけやコミットメントに強く依存している．カウンセラーはクライエントに対して，AT の練習方法，期待される効果などを丁寧に説明し，クライエントの動機づけを高めることが求められる．

大会前日の夜の腹部の症状，招集所での動悸や競技中に出現する足のしびれと運びの悪さ・重さは，ストレス反応，交感神経の賦活，覚醒水準の増加と考えられるため，AT のリラクセーション効果によって，症状の緩和が期待できる．また，足のしびれと運びの悪さ・重さについては，身体感覚に過度に注意を向けたことによる脱自動化（de-automatization）とも考えられる[7]．AT を通じて受動的注意集中を身につけることによる脱自動化の抑制が期待できる．もちろん，前述したように，症状の改善とともに，別の症状の出現が見られないかどうかを注意深く確認する必要がある．

加えて，カウンセリングにおいて，AT 中に生じた身体感覚や心理状態と競技中の症状や身体感覚や心理状態の変化，さらに両者の関連性などに関するクライエントの気づきをカウンセラーがしっかりと傾聴し，クライエントの自己理解や内省をさらに深めることが有効である．

（谷木龍男）

文献

1) Erikson EH : Identity : Youth and Crisis. W. W. Norton, New York, 1968

2) Marcia JE : Development and validation of ego-identity status. J Pers Soc Psychol 35 : 551-558, 1966

3) 無藤清子：「自我同一性地位面接」の検討と大学生の自我同一性．教育心理学研究 27（3）：178-187，1979

4) Schultz JH : Das autogene Training : Konzentrative Selbstentspannung. Stuttgart, 1932

5) 日本体育協会編：東京オリンピック選手強化対策本部報告書．日本体育協会，東京，1965

6) 笠井　仁：ストレスに克つ自律訓練法．講談社，東京，2000

7) Deikman AJ : De-automatization and the mystic experience. Psychiatry 29(4) : 324-338, 1966

88002-930 JCOPY

コーチング

　スポーツにおけるコーチング (Coaching) は，プレーヤーが主体的に目標を達成できるよう支援することである．ティーチング (Teaching) は教えるべき内容，すなわち答えがコーチ側にあるが，コーチングでは目標達成に必要な答えをプレーヤー本人が見つけ出す必要があると考える．そのためコーチには，質問や傾聴といったコミュニケーション・スキルが求められる．カウンセリングも同じようにコミュニケーション・スキルを重視するが，カウンセリングでは主に現在抱えている悩みや問題の解決に対話が焦点づけられる．これに対してコーチングでは，未来の目標達成に向けた行動変容に焦点づけられるといった違いがある．カウンセリングでは，現在抱えている悩みや問題の解決のために，過去を振り返ったり掘り下げたりする傾向があるが，コーチングでは目標達成に向けて行動変容を促すようなコミュニケーションが多くなる．例えば，コーチングの GROW モデルでは，Goal (達成したい目標)，Reality (現状の確認)，Options (行動の選択肢)，Will (目標達成に向けた意志) について対話することで，目標達成を支援する．

　従来，わが国のスポーツ指導の現場では，コーチングよりもティーチングの色合いの強い指導が多くみられ，コーチのトップダウン式の指導が体罰や暴言，ハラスメントにつながる例も報告された．2012 年，大阪市でバスケットボール部顧問の体罰を苦にした高校生プレーヤーが自殺するという痛ましい事件をきっかけに，当時の文部科学大臣のもとにスポーツ指導の現場から体罰を根絶するための有識者会議 (タスク・フォース) が設置され，さまざまな議論がなされた．著者も委員として関わり，その後日本スポーツ協会 (Japan Sports Association：JSPO) が主管する，コーチ育成のためのモデルコアカリキュラム策定に座長として携わった．

　従来のティーチング要素の強いスポーツ指導を，本来あるべきコーチングに近づけられるよう，プレーヤーの主体性を大切にしながら，プレイヤーズ・センタードなコーチングができるようになることを目指した．アスリート・ファーストという言葉は，本来ウイニング・セカンドとセットで勝利至上主義への注意喚起のためにアメリカで使われた言葉だが，日本ではあたかも指導者セカンドのような意味合いで使用されることがあった．また，国際人権団体は日本の子どもたちが競技者として育てられていることについて，アスリート・ファースト，チルドレン・セカンドのように警鐘を鳴らして

いる．以上から，アスリート・ファーストという曖昧な言葉ではなく，スポーツを「する」「みる」「ささえる」時代にあって，プレーヤーを中心に，そこに関わる指導者も心理社会的な幸福，すなわちウェルビーイングを追求できることを目指して，プレイヤーズ・センタードなコーチングを普及しようとしている．トップダウンの指導から，プレーヤーの主体性を大切にする，ボトムアップ指導への転換である．

　例えば JSPO のコーチ養成研修会では，コミュニケーションスキルのロールプレイやマイクロコーチングなどの実技演習の他に，「コーチとしての幸せ」について参加者同士で体験を語り合う時間を設けている．コーチにとっての幸せはプレーヤーにとってどのような意味があるのか，コーチの家族にとってはどうかを問いかける．そうすると，体罰や暴言を伴う指導で仮によい競技成績が収められたとしても，長い目で見た時にプレーヤーの主体性を育む機会を奪っていることに気づいてくれることがある．また指導に明け暮れて，家族の時間を蔑ろにしているのではないかと仲間から指摘されることもある．大人の学びには痛みを伴うこともあるが，コーチは「学ぶことをやめたら教えることをやめなければいけない」を合言葉に，新しい時代にふさわしいコーチングを模索している．

（土屋裕睦）

88002-930 JCOPY

8 腰が痛い（心理的要因を考慮するべきケース）

主訴（悩み） 腰痛

相談までの経過 X年に第2子を経膣分娩で出産．X＋1.5年頃より本格的に試合復帰したが，身体が動かない感覚があり，思うような結果が残せない焦りから，練習やトレーニングを以前よりも追い込むようになった．頭の中では動くイメージのままだが，実際には身体が思うように動かないことから，試合で失敗するイメージばかりを徐々に自覚し始めた．競技A中も「ずっと力を入れっぱなしで，抜くところで適切に抜けない」という感覚があり，思うようなパフォーマンスができないでいた．日常生活においても，睡眠は断続的となり，倦怠感や疲労感が出現した．大切な試合が近づいてきたころ，腰痛が出現し，日常動作に支障をきたすようになり来談となった．

これまでの病気やケガなど なし

現在までの生い立ち 2人姉妹の第2子として出生発育．乳幼児期の発育・発達異常の指摘なし．

家族歴 母親：不安症（心療内科に受診歴あり）の既往

競技歴 6歳時に競技Aを始めた．中学時代に全国大会レベルで頭角を現し競技Aの強豪校へ進学．大学卒業後は仕事をしながら地元のチームに所属し，産後1年半で試合に復帰した．

初回来談時の様子 疼痛部位には軽度のスティフネスを認める．

下腿タイトネス，殿筋～筋膜張筋のスティフネス

下肢進展挙上テスト：陰性

神経学的所見：筋力低下なし，感覚障害なし，腱反射正常

＊スティフネス：解剖学的には問題ないが血流が悪いことなどにより凝りが生じている状態

＊タイトネス：解剖学的に筋節の滑走が悪く柔軟性がない状態

睡眠は断続的で夢を見る．

食欲はなく，プロテインとおにぎりのみで済ますこともある．

表情は硬く，試合に対する不安感，焦燥感が認められたが，本人の自覚は乏しい．

88002-930 JCOPY

精神科医の視点から

Point

- まずは腰痛について整形外科的診察などの専門的な診察を受け，体の状態を確認する．
- 特に腰痛では心理的要因が深くかかわることがあることに留意する．
- 心理因が強く影響する場合，一般に疼痛性障害とされることが多い．
- 疼痛性障害はアレキシサイミア傾向の高い人に多い．
- 薬物療法とカウンセリングが主な治療法となるが，薬物療法のみで解決することはほとんどなく，痛みの源である心理的な要因に対処することが必要である．

1 相談に至るまでにできること

①一般の人に気づいて欲しいポイント

1) さまざまなストレスは心の症状だけでなく，身体の症状として現れることがある．

2)「メンタルがつよい」人は要注意！！

身体の症状があるときには，まず身体のチェックのために医療機関を受診し，明らかな異常がない時には，心のチェックも必ずしてほしい．

②相談に至るまでに対応できること：アスリート本人

1) 身体の症状に対応する診療科の受診．

2) 適切なコンディショニング（栄養，睡眠，リカバリー）．

3) 1)，2) の問題がなければ，ストレス，不安など，心理的な負荷について振り返ってみる．

③相談に至るまでに対応できること：コーチ，家族など

1) ②の1)，2) について問題がないことを確認する．

2) 身体の症状には心に関連した症状があることを理解し，選手が抵抗なく心に目が向けられるような態度，環境を用意する．

2 事例のアセスメントと治療方針

①「腰痛」について

　焦りにともなって練習量が増えていることから，疲労骨折や椎間板ヘルニア等，器質的な問題を除外するために，整形外科的診察（必要があれば画像診断も）を受けることをおすすめしたい．また，筋肉の状態や関節の可動域等のチェックを行い，コンディショニングやリカバリーがうまく行えているかをチェックすることも忘れないでほしい．

　本事例では，軽度ではあるが殿筋～筋膜張筋にスティフネスがみられている．例えば腰痛の原因として，殿筋が大きく関与していることがあるため，しっかりとほぐすことで腰痛が楽になるかもしれない．物理的アプローチについて，スポーツを専門とする整形外科医や理学療法士，柔道整復師，トレーナー等と連携することが望ましい．

　身体に明らかな問題がないか，または身体にみられた所見と痛みに大きな乖離がある（所見が軽微であるのに痛みが大きい）場合には心のチェックをしたい．

　腰痛には心理的要因が深くかかわることがさまざまな調査で報告されている[1~5]．ストレスや不安，怒りの抑圧により自律神経が大きく影響を受けることで生理的な反応を介して腰痛に影響を及ぼしている[6]ことを示唆するものもあり，心とからだの関連は無視できない．

　本事例の場合は，頭の中の動きのイメージと実際の身体の動きが一致せず，思うようなパフォーマンスができないだけでなく，睡眠が断続的となっていることからパフォーマンス時に限らず緊張状態またはストレス状態が継続し，自律神経に大きな影響を及ぼしていることが予測できる．睡眠がうまく取れなければ，脳はもちろん身体もリカバリー不足となり心身ともに良くない方向を向いてしまうことは明らかである．

②精神科的診断について

　器質的な問題がなく，心理的な要因が強く影響していると考えられる場合は，一般に「疼痛性障害（心因性疼痛）」と言われることが多いが，疼痛性障害は，診断基準において，ICD-10では「持続性身体表現性障害」として記載されている．DSM-5では疼痛性障害のカテゴリーがなくなり「身体

88002-930 JCOPY

症状症および関連症候群」の中に含められるようになった.

　今回の事例では，診断名に見合う甚だしさにはかけるものの，自分が抱えているストレスを無意識に抱え込みその不安が疼痛として身体に出てきたというメカニズムは近似していると言える.

　一般に，心因性疼痛になりやすい性格傾向としてアレキシサイミア傾向があげられる. その特徴として，1) 自身の感情や身体の感覚に気付き，区別することが困難であり，2) 感情を表現することが難しく，3) 空想力に乏しい，4) 自身の内面よりも外的な事実へ関心が向かうという，機械的な認知スタイルが指摘されており，脳画像研究においては，体性感覚（触覚，圧覚，温覚，冷覚，痛覚等の表面感覚と運動感覚，深部痛等の深部感覚）にかかわる反応性が亢進していることが報告されている[7]. アスリートにおいても，アレキシサイミア傾向の高い競技者がいることがわかっており，自分の感情を正確に認識し，他者に表現することが困難であり，問題に対する適切な対処や他者との関係性の構築が難しいことが指摘されている[8].

　アレキシサイミアでなくとも，アスリートは，「心が弱い」ことを嫌う傾向にあり，たとえ，不安を感じていても「弱い」面を自分自身が認められないことも多い. また，競技によっては，練習に技術獲得のみならず，忍耐を要する精神鍛錬を求められることもある. そういった点では心因性疼痛を起こしやすい特性に類似する部分を持ち合わせているとも言える.

　また，サーノは心理的要因による腰痛の発症について仮説を呈し，緊張性筋炎症候群 (Tension Myositis Syndrome：TMS) として，そのメカニズムについて報告している. 具体的には，ストレスや不安，怒りの抑圧により自律神経系が大きく影響を受け，筋や神経，それに腱や靭帯の一部において血管収縮による虚血が発生する. その結果，活性酸素が生じることで細胞を損傷し，疼痛が引き起こされるというものである. 本事例のような場合にはより近い印象がある. いずれにせよ，心理的要因に着目して治療を行う必要があることがわかる.

③治療指針

　疼痛性障害の場合，一般には薬物療法とカウンセリングなどの非薬物療法を行う. 薬物療法については，人に備わっている痛みを抑えるシステ

ム（下行性疼痛抑制系）を利用する．このシステムではノルアドレナリンとセロトニンが関わり，痛みに抑制をかけているため，ノルアドレナリンやセロトニンを増加させる SNRI や，三環系抗うつ薬，NaSSA を使うことが多い．しかし薬物療法のみで解決することはあまりないため，痛みの根源である心理的な原因に対処することが必要である．

　本事例では，「頭の中では身体が動くイメージのままだが，実際には身体は思うように動かないことから，試合で失敗するイメージばかりが先行した」と記述があるように，現在の身体の動きに合わせたイメージの再構成が必要である．しかし，試合1週間前の痛みの出現で，短期間で何とかしなければならない．ここでは，「試合で失敗するイメージばかりが先行」することに注目したい．選手の不安が，パフォーマンスの1場面の中にあるものと予測し，「失敗する」場面がどういう場面かを具体的に挙げてもらう．そしてその場面を練習で再現し，具体的な対処を行えるようにする．そのようなことを1週間，不安なすべての場面で行うのである．選手は自分自身が不安であったことに気付くが，それをパフォーマンスに帰属させて解消することでスポーツ選手の嫌う「心の弱さ」を強調せずにすむと感じている．すべての事例にあてはまるわけではないが，心が大きく痛みに関わっていると判断したときにどのような方法で，「解放」するかが大切であると感じる．

④妊娠・出産

　本事例は，産後という点も見逃せない．睡眠状況，子育ての環境等を配慮した精神的，物理的なサポートも必要かもしれない．また，産後の身体について，国際オリンピック委員会（IOC）の Consensus Statement では，「産後トレーニングを再開するときには，産後うつ病，体重減少，腰痛，骨盤周囲痛，腹直筋離開，骨盤性疾患，性機能不全など産後に見られる症状には注意すべき」[9] としているが，経腟分娩後のトレーニング開始時期については明記されていない．産褥期のみならず育児期にかけても多くの女性が腰痛，肩こりなどの疼痛や尿漏れなどの身体症状を有する [10] という報告もあるため，産後練習を再開するときには専門家の意見を参考にしながら進めていくことが大切である．

（北原亜加利）

88002-930　JCOPY

文献

1) Harkness EF, Macfarlane GJ, Nahit ES, et al. : Risk factors for new-onset low back pain amongst cohorts of newly employed workers. Rheumatology, 42 : 959-968, 2003

2) Croft PR, Papageorgious AC, Ferry S, et al. : Psychological distress and low back pain. Evidence from a prospective study in the general population. Spine, 20: 2731-2737, 1995

3) Krishman KR, France RD, Pelton S, et al. : Chronic pain and depression. II. Symptoms of anxiety in chronic low back pain patients and their relationship to subtypes of depression. Pain, 22 : 289-294, 1985

4) Frymoyer JW, Pope MH, Costanza MC, et al. : Epidemiologic studies of low-back pain. Spine, 5 : 419-423, 1980

5) Krishman RRK, France RD, Pelton S, et al. : Chronic pain and depression. I. Classification of depression in chronic low back pain patients. Pain, 22 : 279-287, 1985

6) Sarno JE : Mind over Back Pain : A Radically New Approach to the Diagnosis and Treatment of Back Pain. William Morrow & Co, New York, 1984

7) 守口善也：心身症とアレキシサイレミア．心理学評論 57(1)：77-92，2014

8) 雨宮　怜，坂入洋右：スポーツ競技者のアレキシサイレミア傾向とバーンアウトに対する抑制因としてのマインドフルネスの役割．スポーツ心理学研究 42(2)：81-92，2015

9) Bø K, Artal R, Barakat R, et al. : Exercise and pregnancy in recreational and elite athletes : 2016/17 evidence summary from the IOC Expert Group Meeting, Lausanne. Part 3-exercise in the postpartum period. Br J Sports Med, 51 : 1516-1525, 2017

10) 永見倫子：産後女性の身体症状―育児中の女性に対するアンケート調査より―．日保学誌，22，16-21，2019

Case

8

腰が痛い（心理的要因を考慮するべきケース）

Point

- 身体を活用した心理サポートを実施し，身体からアスリートの心理面の特徴を理解する.
- アスリートの課題（主訴）に応じたヨーガを実施する.
- ヨーガで習得した心身の気づきを心理的課題の改善に繋げる.

1 キャリア（発達過程）や心身の変化への理解に努める

①相談に至るまでに対応できること：アスリート本人

練習日誌などで，心身の状態を定期的に振り返り日々の心身の変化や状態を把握する.

②相談に至るまでに対応できること：コーチ

キャリア（発達過程）やケガに伴う，アスリートの心身の変化について理解し，柔軟なトレーニングプログラムの変更やアスリートの主体性を尊重した指導や関わり方を重視するようにする. そのためには，アスリートの気持ちや考えを傾聴することが必要となる.

③相談に至るまでに対応できること：家族

アスリートの心理面の特徴や日々の取り組みについて理解し，アスリートが家族と心理的な支えや繋がり（例：話を聴いてくれる，見守ってくれる）を感じられるような関わり方をすることが望ましい. これにより，アスリートは競技に安心して取り組むことができ，またこのような家族との関わり方が，緊張や不安を軽減することにも繋がる.

④心理職へ相談する際のポイント

アスリートがケガや出産を経て競技を再開する場合，心身の状態が以前と違い，できていたプレーや動きが，上手くできなくなり，パフォーマンスの不調が繰り返される場合がある. パフォーマンスの不調が繰り返される場合，心身の不調が出現する可能性もある. この場合，過去のパフォーマンスや取り組みに固執せず，現在の心身の状態に合わせた取り組みの変化が必要とされる. このような心身の変化に伴い，パフォーマンス

88002-930 JCOPY

の低下，心理面，身体面の不調が繰り返される場合，心理職などの専門家に相談をしてほしい．

2 アスリートの心と身体

　スポーツ心理の視点では，主訴が競技中のパフォーマンスや動きにどのように関係しているのかを見立てていく．その理由として，アスリートは身体を通じてパフォーマンスを行っているため，心理面の問題や課題が身体に表現されやすいからである．また，「アスリートたちにとって，こころの表出は言葉よりもからだを介することが多く，こころとからだの繋がりは他より密接となっている」[1]．実際，心理サポートの現場でアスリートと関わっていると，自分自身について語ることが苦手な選手や，言語化することに慣れていない選手と出会うことがある．それは，普段から身体（プレー）で自分自身のことを表現しているため，自分自身のことを言語化することに対して，慣れていない者もいるのではないかと考える．このように，アスリートの心理面を理解するためには，アスリートの身体についても理解していく必要がある．初回面接では，身体に関わる情報として，パフォーマンスや動きについての課題，プレー面での長所，短所，競技への取り組みなどについても確認し，心理面の課題がどのように身体面に繋がっているのか，アスリートの心と身体の特徴を捉えながらサポートを進めていくことが必要である．

3 アセスメントとサポート方針

　「2.アスリートの心と身体」で記した特徴を用いてアセスメントを行う．まず，パフォーマンス課題の特徴として，「ずっと力を入れっぱなしで，抜くところで適切に抜けない」と語っている．これと類似して，日常生活においても，適切に緊張状態を抜くことができず，その結果，睡眠の問題や倦怠感，疲労感を抱えていたことが考えられる．主訴の腰痛もこれらの心理的な課題が限界となって，身体の課題として表現されたのではないかと推測される．また，緊張状態が続く背景には，X＋1.5年頃より本格的に試合復帰しているが，「身体が動かない感覚」や「思うような結果が残せなかった焦りから，練習やトレーニングを以前よりも追い込むようになっ

た」と語っており，不安や焦りを適切に対処できないまま，練習やトレーニングを追い込むようになっていったことが，緊張状態を継続させる要因の1つになったことが考えられる．

　以上のことから，心理サポートの方針として，緊張や不安を改善しながら，適切な場面で，心身ともに緊張状態を緩めるようになることが，パフォーマンス課題や日常生活での症状（腰痛，睡眠の問題や疲労感，倦怠感）を改善させることに繋がると考える．

　具体的な介入法の1つに，身体を活用して心理面にアプローチしていくヨーガがある．ヨーガはポーズ，呼吸，リラクセーション，瞑想から構成され，心身の気づきや自己調整，体力を向上させ，その結果行動や精神状態，健康，パフォーマンスの変容をもたらす[2]．

　これまでのヨーガ介入研究によると，ヨーガを定期的に2ヵ月実施した対象者は介入前後に比べ，自尊感情，満足感，意欲の得点が上昇し，対人不安と完全主義の得点は低下を示していた[3]．またヨーガが心理的健康を促進し，カウンセリングの目的である成長発展と問題発生の予防に貢献できる可能性があることを報告している．母親にマインドフル・ヨーガを実践した研究では介入前後に受容得点には有意な変化はなかったものの，気づきの得点が高まり，不安得点は減少していた．さらに本来感（自分自身に感じる本当らしさの感覚）の得点も高まり，「今ここに存在している一人の個人としての自分に改めて目を向けることを繰り返し体験したことにより本来感が促進された」と述べる研究参加者もいるなど，心理状態の変化だけではなく，母親の心的適応を改善させる介入であったことを示している[4]．アスリートにヨーガを介入した研究では，状態不安[5]や身体的不安，認知的な不安[6]を改善することが報告されている．

　本事例では，ヨーガで緊張や不安を低減させるだけではなく，ヨーガでの心身の気づきの習得が，心身の状態を適切に把握することにも繋がり，行動の変化や緊張状態を適切に緩めることにも繋がると考える．ヨーガではいつもとは違った身体の使い方をするため，これまでとは違った角度から自身の身体を見ていく[7]．その結果，新たな気づきが生まれる．これまでとは違う気づきが得られることは，課題に対する捉え方や取り組みの変化にも繋がる可能性があると考える．また，ポーズを習得する過程ではさ

88002-930 JCOPY

まざまな身体感覚を体験するが，ポーズが安定しなければ不安定さや不快感を感じ，逆にポーズが適切に取れている場合は安定感やリラックス感を感じる．このように身体面だけではなく，さまざまな心理面の気づきが体験されていく．さらに，ヨーガではリラクセーションのために腹式呼吸が活用されるが，腹式呼吸では呼吸を吸うときに腹部を膨らませて吐くときに腹部をへこむようにし，自ら呼吸をコントロールしていく[8]．この一連の体験は，呼吸を主体的に変化させてリラクセーションを導く体験をするということである．自らが主体的に身体に働きかけ，呼吸を変化させることで，心身の緊張状態を緩めることが可能となる．ヨーガでは身体面と心理面が互いに関わりながら変容していくと考える．

４ ヨーガプログラムの留意点

　心理サポートでヨーガを実践する際に留意する点について，デイヴィッド・エマーソン，エリザベス・ホッパー[9]の文献を参考に筆者が加筆したものを以下に述べる．

①アスリートの主訴や課題，目的に対してヨーガの内容を決める

　本事例の場合，緊張，不安の改善を目的にしているため，覚醒度を低減させる呼吸法（腹式呼吸）や緊張が表出されやすい上半身にアプローチをする肩回しなどを導入する．また，「思うような結果が残せなかった焦りから，練習やトレーニングを以前よりも追い込むようになった」との主訴の語りから，物事へのこだわりが緊張や不安にも繋がっていると考えられるため，心身を解放する前屈のポーズを取り入れる．

　ヨーガ実践中は今の身体に意識を向けることで気づきが習得されるため，今の身体に意識を向けるようにする．

②ヨーガの評価を行う

　ヨーガを実践した後，ヨーガ体験が主訴の改善にどのように繋がっていくのかを評価するための時間をつくる．また，身体を介するヨーガでは感情の誘発や記憶の再現を引き起こす可能性があり，場合によっては一時的に不安定になる可能性がある．このようなアスリートの体験を心理サポート担当者は傾聴することで，その場の不安や混乱を鎮静化することができると考える．

③選択をする・自分のペースを守る

　ヨーガでは自ら動きを調整していき，心身のバランスを調整していく．例えば，肩回しをするとき，大きく回すと肩が痛くなるが小さく回すと痛みを感じず肩周りが軽くなる．1つのポーズや動きに対してどのくらいの範囲で動いていくのかを選択することができる．このようにヨーガで選択することは「自分が行う選択肢によって，今ある苦痛から解放されることを知るという成功体験を得ることができる」．また自らのペースを守りながらヨーガを体験していくことで，今の心身の状態を把握しやすくなり，より良い選択肢（ポーズや動きの範囲）を見つけられると考える．

④呼吸と動きを合わせる

　ヨーガでは次のポーズに移行していく時や，動きを変化させていく時に呼吸と動きを合わせていく．この体験は運動性感覚（動きの感覚），外受容感覚（耳で呼吸音を聞くなどの外部感覚），内受容感覚（脈拍の増加に気づくなど，体の中に生じる刺激の感覚）を統一する．これらの体験では「流れ」の感覚が生まれ，その中でさまざまな体験が互いに関連し合い感覚が統一化されていく．

5 まとめ

　本事例ではヨーガを活用しアスリートの心理面の課題を改善していく方法を紹介した．ヨーガでは身体を活用し心理面にアプローチしていくため，普段から身体を使いプレーしているアスリートにとっては親和性の高い介入方法であると考える．また，心理サポートで身体を活用していく介入では，心理面と身体面のそれぞれの変化を捉えていくのではなく，心理面と身体面が互いにどのように影響しながら変容していくのかアスリートと心理サポート担当者は理解していくことが必要になると考える．

（谷内花恵）

文献

1) 中込四郎，鈴木　壮：アスリートのこころの悩みと支援―スポーツカウンセリングの実際―．誠信書房，東京，p.88-104，2017
2) サット・ビール・シン・カールサ，ロレンソ・コーエン，シャーリー・テレス著，新倉直樹監，吉水淳子訳：医療におけるヨーガ原理と実践．ガイアブックス，東京，p.59-60，2020

88002-930 JCOPY

3) 古宮　昇，谷口弘一：ヨガの心理的効果についての調査研究．カウンセリング研究　44（2）：110-117，2011

4) 相馬花恵，越川房子：母親に対するマインドフル・ヨーガの効果検討，子育て研究　3：8-17，2013

5) Premkumar CJ, Devi CU : MANAGING SPORTS STATE ANXIETY WITH YOGA AMONG ATHLETES – A PROBE INTO FACTS. Int J Phys Educ Fitness Sports, 2(3) : 41-44, 2013

6) Kusuma DWY, Bin W : EFFECT OF YOGA PROGRAM ON MENTAL HEALTH : COMPETITIVE ANXIETY IN SEMARANG BADMINTON ATHLETES. Jurnal Kesehatan Masyarakat 13(1) : 121-130, 2017

7) Anderzén-Carlsson A, Lundholm UP, Kôhn M, et al. : Medical yoga : Another way of being in the world-a phenomenological study from the perspective of persons suffering from stress-related symptoms. Int J Qualitative Studies on Health and Well-Being 9 : 2014

8) ジョーン・ボリセンコ著，伊東　博訳：からだに聞いてこころを調える．誠信書房，東京，p.66-75，1996

9) デイヴィッド・エマーソン，エリザベス・ホッパー著，伊藤久子訳：トラウマをヨーガで克服する．紀伊國屋書店，東京，2011

9 太ることが怖くて食べ吐きしてしまう（やめられない）

主訴（悩み） 太ることが怖い，過食をやめたい．

相談までの経過 中学 3 年生で審美系競技を行っている．X 年 5 月に左足小指を骨折し，練習ができなくなり，体重が 46kg に増加した．「痩せないと勝てない」と考えた母親は，本人の食事量を極端に減らした．同年 8 月，本人も次第に食欲がなくなり，体重は 32kg（BMI 13）まで減少した．体重が減って安心していたが，チョコレートをひとかけら食べると美味しく感じ，それを機に母親の目を盗んで異常に多い量の食べ物（例：500mL のアイスクリーム等）を一度に食べるようになった．体重が増えて理想の体形を維持できないことは許せないが，自分では食事量をコントロールできなくなってしまった．この 3 ヵ月を振り返ると，平均して少なくとも週に 1 回は過食と不適切な代償行動（嘔吐）が起こっている．同年 11 月，過食と嘔吐をしていると打ち明けられて心配した担当トレーナーが保健管理センターの学生相談受診を勧め，同月初回相談となった．

これまでの病気やケガなど なし

現在までの生い立ち 2 人姉妹の次女として出生発育．乳幼児期の発育・発達異常の指摘なし．地元の小学校を経て，母親の勧めで競技 A の強豪校である私立 D 中学に入学した．

家族歴 母親：うつ病の既往（心療内科受診歴あり）

競技歴 3 歳より競技 A を開始．小学高学年より頭角を現し県内でも有名な選手として注目を浴びていた．競技 A の強豪校である私立 D 中学に入学した．

初回来談時の様子 年齢相応の服装で整容・礼節は保たれる．従順で協調的（いい子）であり疎通性も良好．抑うつ気分を示唆する所見は認められない．睡眠について，入床前に 1 時間ほど競技 A の動画をスマホで観た後で 23 時頃入床するも入眠までに時間を要することと，2 ～ 3 時間ごとに覚醒し朝の練習へ参加するために 5 時 30 分には起床しているとのことであった．中学の授業へ参加している日中も集中しづらいことや，競技 A の練習中の指示を聞いているつもりでも頭に入っていないことが困っているとも話していた．学業に支障をきたすだけでなく，「来年は高校進学であるが，このようなパフォーマンスだとレギュラーを外されるのではないか」という不安を示唆する発言もあった．

Point

- 摂食障害のサインに気付くことが早期発見・早期治療につながる.
- 選手本人は気付きにくく,治療よりも摂食行動の結果得られる利点が上回る場合があることに注意する.
- 身体的なリスクについて知り,特に神経性やせ症のサインがある場合には身体的なチェックを行う.
- 治療は適切な医療介入に加えて多職種の関わりを理想とする.

1 受診までにできること[1~3]

①一般の人に気づいて欲しいポイント

　早期発見早期治療が大切であるが,本人に病識がないことも多く,また病識があっても,摂食障害であることに何らかの利得が生じている場合は,本人自ら気付き相談をすることが難しい.そのため周囲の人が,体型や行動の変化(表1)に気付くことが大切である.摂食障害のサインを参考にしながら,「急にやせた(太った)」という実際の選手の目に見える変化や雰囲気の変化をとらえることがポイントである.

②相談に至るまでに対応できること:アスリート

　競技を行う上で,実際の身体の状態と,自分自身が感じる身体の感覚が一致していることは非常に重要である.治療においても非常に重要なポイントになるため,以下の点について,まとめておくとよい.

1) やせたい気持ち(きっかけや競技との関係)・自分の体重・体型についての考え方
2) 体重の変化と月経の有無
3) 最近の食事内容,過食・嘔吐・下剤使用の有無
4) これまでの受診歴,治療内容
5) 受診してどうなりたいか,受診するがどうしてほしくないか

③相談に至るまでに対応できること:コーチ,家族など

1) 食事が摂れず明らかな「やせ」が目立つ場合はすぐに受診をすすめる

Case
9
太ることが怖くて食べ吐きしてしまう(やめられない)

表1　摂食障害のサイン

体重に関するサイン
- □急に体重が減少する
- □痩せたり太ったりを繰り返す
- □体重が増えることをを極端に怖がる
- □日のうちに何回も体重計にのる
- □だぶだぶの洋服を着る（体型を隠すため）

食事に関するサイン
- □食事に関して形式的でこだわりの強い行動がみられる
- □食べる量が減る
- □カロリーの低い食品を中心に食べる一方で特定の食べ物を拒否する
- □カロリーを厳密に計算する
- □食べ物を小さく切って食べる
- □いつも決まった順番で食べる
- □皿の上の食べ物を並べなおす
- □買い物の時にカロリーや成分などの表示をとても気にする
- □いろいろな理由で人と食事をするのを避ける
- □全然食べていないにもかかわらず「お腹がすいていない」「食べている」という
- □食べ物がトイレ，流し，ゴミ箱等にすててある
- □食べ過ぎた後に絶食している

過食のサイン
- □食べだすと止まらない
- □あったはずの大量の食べ物を自分の部屋に隠している
- □食べ物を万引きする
- □食費がとてもかかる

過活動のサイン
- □悪天候や体調不良，怪我にもかかわらず，行き過ぎた厳しい運動メニューを組んで実践する
- □常に動き続けている
- □立っていることが多い
- □動き続けることや立ってばかりいることをやめるようにいっても聞かない

排出行動のサイン
- □食事の後にしょっちゅうトイレに行く
- □トイレや風呂で嘔吐物のにおいがする
- □下剤や利尿剤をため込んでいる
- □頬や顎あたりが不自然に腫れている
- □手の甲に「たこ」ができている
- □虫歯，歯の変形・変色，知覚過敏，歯槽膿漏

その他のサイン
- □気分の浮き沈みが激しい
- □不安が強い
- □いつもいらいらしている
- □隠し事が多くなる
- □集中力や判断力が落ちる
- □普段の活動や友達付き合いが極端に減る．食事や過活動を中心として1日の予定をくむ
- □生理が止まる，不順になる

（摂食障害全国支援センター：摂食障害情報ポータルサイト（一般の方）[4]をもとに作成）

88002-930 JCOPY

2) ありのままの状態を受け入れる (責めたり, 問い詰めたりしない)

3) 周囲の人と比べない

4) 本人が安心できる環境を整える

5) 病気でも健康でも愛情や関心が変わることがないことを, 言葉や態度で表現し伝えるようにする

② 事例の見立て・アセスメント, 治療方針, それらに関する知見

①診断について

　本症例では, 過度な減量によりBMIが13まで低下しており, この時点では神経性やせ症であった可能性が高いが, その後, 過食と不適切な代償行動がともに平均して3ヵ月間にわたって少なくとも週1回は起こっており, 体重もほぼ健康体重となっているため, 来談時の状態は, 神経性過食症の診断のほうが適切であるかもしれない. 診断, 病型間の相互移動はしばしばみられることである[5].

②身体のこと

　摂食障害は心と身体の両方に影響が及ぶ病気の総称で, 神経性やせ症, 神経性過食症, 過食性障害などに分類される. 精神面の治療はもちろん大切であるが, 生命の危険に直面することもあり身体チェックは欠かせない.

　全身衰弱 (起立, 階段昇降が困難) や重篤な合併症 (低血糖昏睡, 感染症, 腎不全, 不整脈, 心不全, 電解質異常), 標準体重の55%以下のやせがある場合には, 緊急入院の適応であり, 精神科的な治療よりも, 内科的な治療が優先される.

　低体重, 過食・嘔吐, 下剤の使用等がある場合, やせる他の原因 (脳腫瘍, 悪性疾患, 膠原病, 内分泌疾患など) の鑑別や, やせていることの身体への影響 (心臓や脳の萎縮), 過食嘔吐, 下剤, 利尿薬等の使用による身体への負担 (脱水, 電解質異常) を調べる必要がある (表2).

　摂食障害は一般に男性より女性に多いとされ, アスリートについても同様である. また, 女性において, アスリート群の摂食障害の罹患率は, 非アスリート群よりも高いという報告が多いが, アスリート群に比べて非アスリート群で摂食障害のリスクが高いとする報告もあり, 調査対象とした競技の種類や人数, 国の違いにより結論が出ていない[6, 7]. しかしながら,

表2　検査項目

血液検査	血算，肝機能，腎機能，電解質，ホルモン（甲状腺, LH, FSH, Estradiol）
尿検査	尿比重，ケトン体
画像検査	レントゲン（胸部，腹部），頭部画像検査（CT, MRI）
生理検査	心電図

摂食障害の発症リスクがより高いとされる種目は明らかとなっている．体操，新体操，フィギュアスケート，バレエ，チアリーディングなどのaesthetic sports，マラソンやノルディックスキーなどの endurance sports，柔道，レスリング，ボクシング，ボート，重量挙げなどの weight-class sports に摂食障害の発症リスクが高いといわれている[8]．

アスリートでは低体重の程度と精神科的な重症度に乖離がある場合があることに気を付けなければならない．特に，競技のために低体重を維持する必要がある場合などは，摂食障害のリスクはあるものの明らかな診断をしにくい場合がある．そういった場合，利用可能エネルギー不足（low energy availability，運動によるエネルギー消費量が食事によるエネルギー摂取量を上回った状態）を念頭に置き，無月経や骨粗鬆症の有無をチェックするとともに，無月経や骨粗鬆症がある場合には，そのリスクについて説明し，栄養士などの専門家と一緒に食事の改善をする提案をする等，身体の危機とともに摂食障害へのリスクを軽減できるよう手配する必要がある．

本事例のように神経性過食症の経過中では，標準体重に近く，本人が過食嘔吐について公表しなければ，周囲の人が目に見えてわかるような緊急性は感じられないかもしれない．しかし，頻回な嘔吐，下剤や利尿薬の使用がある場合には，電解質異常をきたすことがあるため，血液検査や心電図が必要である．

気をつけなければならないのは，病気であることを認識していなかったり，否認する心理に加えて，飢餓状態時にはアドレナリンなどの内因性物質により興奮や易刺激性，過活動が生じるため，活動量が多く元気に見えることである．それは後に報酬体験にもつながる可能性もあり，見逃したくないポイントである．精神的な病態が進行すると，その状態は長く続かず，次第に筋力低下や疲れやすさ，低血圧，心拍数の低下，低体温，

88002-930

便秘，むくみ，産毛の増加，皮膚の乾燥等の症状につながる．

③治療について

1. 過食嘔吐について

　今回の事例では，体重が 46kg まで増加した時点で BMI は 19.65 と，数字上は健康体重である．しかし，容姿や美容に関する好印象の獲得が競技の勝敗に影響を与え，低体重・低体脂肪率を維持することが競技力向上に有益であると考えられている競技の背景があるため，選手は低体重域に体重を戻すことが競技を行う上で必要であり，低体重域を常に維持しなければならない．いわば心身ともにストレスがかかる状態にあり，時には「体重が増えている自分はダメな自分である」というように容易に低い自己評価に陥ることがある．

　また，アスリートは，優れた成績を追求し試合に向けた抜け目のない準備のために，完璧主義傾向や強迫傾向を示しやすい．このような完璧主義や強迫性，低い自己評価は，摂食障害の精神的背景と良く近似しているといわれている．

　アスリートの摂食障害の発症には，アスリートの心理特性や，競技界の減量に対する特殊な歴史や事情の他に，生物学的要因が摂食障害の発症と関連していることが示唆されている[9]．例えば，本事例の「ひとかけらのチョコレート」には，ドパミン報酬系が関係する可能性がある．ドパミン報酬系とは，ある行動により多幸感が得られたり，苦痛や不安から解放された報酬体験があると，中脳腹側皮蓋野～大脳皮質・前頭前野のドパミン報酬系が賦活され行動の維持・強化をするために再びその行動を求めるようになる仕組みである．飢餓状態における「ひとかけらのチョコレート」が，苦痛からの一時的な解放をもたらし，報酬体験となったために，甘い食べ物を食べることを繰り返すようになる．さらに，いったん脳がその刺激に慣れてしまうと，最初に味わった満足感を得るためにより多くの量を摂取しなければならなくなるため，アイスクリーム等の甘い食べ物の過食がやめられなくなった可能性がある．

　通常，食事をすると血糖が上昇し，一時的にインスリン分泌量も増加する．食後 20 分ほど経つと，脂肪細胞から分泌されるレプチンというホルモンが分泌され満腹感をもたらす．過食の場合，血糖が急に増加し，

インスリン濃度，レプチン濃度もより高くなる．この状態が長期化するとインスリンがうまく働かなくなるインスリン抵抗性という状態が生じ糖尿病の原因となるが，レプチンも同様に抵抗性が生じ，満腹感を感じられなくなる．過食は意志の力で止められるはずだと思われがちだが，このような脳内の働きにより自力ではコントロールできない場合がほとんどであるため，適切な心理療法の介入が欠かせない．

　この他にもさまざまな摂食関連物質が報告されている．摂食障害の生物学的要因は脳内の神経内分泌学的異常やこれを調節する神経伝達物質やニューロペプチドの異常，脳の形態的および機能的変化，遺伝素因など多岐にわたる．さらに，摂食障害の発症要因としては諸説あり，生物学的要因以外にも，心理・社会文化的要因などの複雑な因子が絡み合って生じるものとされている．何らかのストレスが，食行動に反映されている場合には，ただ食行動異常を正常に戻すだけでは，解決しない場合が多い．そのような場合にも適切な心理療法を受けることが必要である．特に，神経性過食症に対する認知行動療法の有効性はさまざまな先行研究により実証されている．

2. 薬物療法

　現在，日本においては摂食障害が適応疾患に含まれる薬剤はなく，摂食障害そのものを治療する薬はないのが現状である．しかしながら，摂食障害に伴う精神症状，例えば気分が落ち込んだり，イライラ，落ち着かない等については薬物療法で少しなりとも和らぐ可能性がある．薬物療法を行い精神状態を落ち着かせたうえで，心理療法等の摂食障害の治療を行うこともある．海外においては，摂食障害のうち，神経性過食症について，抗うつ薬に一定のエビデンスが示されておりそれを適用することもある．抗うつ薬のほとんどはドーピングにはならない．アスリートには薬物療法の副作用を含めて入念な説明を要する．

④アスリートとして必要な食行動と摂食障害 [10]

　アスリートの食事に対する配慮や習慣はアスリートではない人にとっては，極端にみえることがある．そういった場合，摂食障害との鑑別のポイントとしては，食行動がパフォーマンスを強化するために機能的であり成果をもたらすものであることや，食事を制限することよりもいかに摂取す

88002-930 JCOPY

るかに力点があること，スポーツキャリアが終了すればふつうの食事に戻せる可能性が高いことが挙げられる．しかし，一方でわずかな踏み違いで，さらに極端な食行動や有害な食事法に陥りやすい側面もあり，その結果，摂食障害を本格的に発症させる可能性を大きくはらんでいる点に気をつけたい．

⑤アスリートの復帰について

　著者の経験も含めて，一般にアスリートは自身の身体感覚を非常に重要視する傾向にある．いくら身体が医学やスポーツ科学的に適切な状態になったとしても，本人の感覚が追い付いてこないと，パフォーマンスにずれが生じそれが精神面に悪い影響を及ぼすだけではなく，ケガにつながることさえある．いったん過度な制限でえられた低体重の状態と選手の良い感覚がマッチしてしまっている場合には，診察室のみでの改善が難しい場合もある．時には現場に足を運び，パフォーマンス時の選手の動きや感覚を実際に感じ，理解をし，そのスポーツをよく知る現場のスタッフと協力しながら，選手を支え治療を行うことが必要となることがある．マンパワーや時間が多くかかることであり，日々の診療に忙しい場合，なかなか難しいこともあるかもしれないが，スポーツ医や心理師，選手のパフォーマンスをよく知る現場のスタッフとともに選手の復帰を支援できる体制を作れることが理想である．　　　　　　　　　　　　　　（北原亜加利）

文献

1) 摂食障害全国支援センター（http://www.ncnp.go.jp/nimh/shinshin/edcenter/）
2) 日本摂食障害学会監，「摂食障害治療ガイドライン」作成委員会編：摂食障害治療ガイドライン，医学書院，東京，2012
3) 髙橋三郎，大野　裕監訳：DSM-5　精神疾患の診断・統計マニュアル，医学書院，東京，2014
4) 摂食障害全国支援センター：摂食障害ポータルサイト（一般の方）．（http://www.edportal.jp）
5) Eddy KT, Dorer DJ, Franko DL, et al. : Diagnostic crossover in anorexia nervosa and bulimia nervosa:implications for DSM-V. Am J Psychiatry, 165 (2) : 245-250, 2008
6) Hoch AZ, Pajewski NM, Moraski L, et al. : Prevalence of the female athlete triad in high school athletes and sedentary students. Clin J Sport Med 19 : 421-428, 2009
7) Thein-Nissenbaum JM, Rauh MJ, Carr KE, et al. : Associations between disordered eating, menstrual dysfunction, and musculoskeletal injury among high school athletes. J Orthop Sports Phys Ther 4 : 60-69, 2011
8) Schaal K, Tafflet M, Nassif H, et al. : Psychological balance in high level athletes : gender-based differences and sport-specific patterns. PLoS One 6 : e19007, 2011
9) 上原　徹：アスリートに見られる摂食障害．スポーツ精神医学，改訂第2版（日本スポーツ精神医学会編）．診断と治療社，東京，p.51-54，2018
10) UK Sport : Eating Disorders in Sport.（https://www.uksport.gov.uk/resources/eating_disorders_in_sport）

Case

9 太ることが怖くて食べ吐きしてしまう（やめられない）

スポーツ心理の視点から

Point

- 摂食障害のサインを見逃さず，アスリートの話を批判せずに，丁寧に聴く．
- 選手をアスリートであるだけでなく，一人の人間であることを理解し，尊重する．
- 摂食障害のアスリートを支援する際は，一人で対応せずに，チーム全体で支援する．
- 選手本人やアスリートの関係者は摂食障害に関する正しい知識を学び，減量がもたらすパフォーマンス低下への影響について理解する．

1 選手本人とアスリートの関係者ができること[1]

①一般の人に気づいて欲しいポイント

・アスリートが過食や代償行動をしていても，批判せずに話を聴く．選手が何を必要としているのか，回復には何が役立ちそうかを尋ねて，理解を示す．

・摂食障害かもしれないと感じた時は，一人で対応しようとせずに専門医へ繋げる．早期発見は，深刻な心理的，身体的状態になる可能性を減らすことができる．

②相談に至るまでに対応できること：アスリート本人

・過食や代償行動は，自分の意志が弱いから起こるものではなく，摂食障害の症状であることを理解する．摂食障害の発症には，心理面だけでなく，生物学的要因（例：遺伝）や社会的要因（例：痩身が理想とされる文化）などが影響しており，複雑な要素が絡み合っている．

・援助を求めることは，"心が弱い"わけではなく，自分の心身の状態について理解を深め，パフォーマンスを発揮するために必要なことだと知っておく．

③相談に至るまでに対応できること：コーチ，家族など．

・1対1の環境で慎重に，アスリート本人の心と身体を心配していること

88002-930 JCOPY

を伝えながら，批判せずに食行動の問題について話し合う．

・パフォーマンス向上のために，「太っているからもっと痩せたほうが良い」など，体重や体型に関する安易なコメントを避ける．

・専門医の力を借りて，アスリート本人に摂食障害の治療を勧める．

・健康であることが勝つことよりも大切であり，治療を受けることで現在のポジションを失うわけではないことを伝える．選手をアスリートであるだけでなく，一人の人として尊重する．

2 事例の説明

　摂食障害は，体重や体型のコントロールが本人の自己評価に大きな影響を与える問題であり，神経性やせ症から神経性過食症への移行（診断上の移行：diagnostic migration）が相互に起こることがある．精神的背景も類似しているため，診断名を超えて共通の精神的背景を治療のターゲットにすることが重要である[2]．

　摂食障害に対する心理的アプローチを行う前には，身体的疾患の知識を持ち，リスクマネジメントを行うことが必要となる．また，アスリートの摂食障害に影響を与える文化的，環境的要因も考慮しながら，発症の契機となった要因を特定し，環境調整を行うことが求められる．本事例のように，極端な食事制限を行っている母親やアスリート本人に対しては，強くなるためには栄養補給が必要不可欠であることなど正しい知識を教授し，減量がもたらすパフォーマンス低下への影響についても取り上げることが重要である．現時点では当てはまらないかもしれないが，摂食障害は他の精神疾患と併存することも多いため，二次的な抑うつ症状や不安症状への心理的アプローチも念頭においておくことが求められる．

3 摂食障害に対する心理的アプローチ

①摂食障害の心理教育

　アスリートはダイエットをして，体重の減少が一時的にパフォーマンス向上につながる経験をすることがある．そのため，アスリートは「体重が増えたらパフォーマンスが低下する」という思い込みから，目標体重をより低く設定する場合がある．しかし，アスリートの最適なパフォーマンス

には個々に適した体脂肪レベルが必要となるため，食事制限によって目標体重に達してもパフォーマンスには適切でない場合がある．そのため，アスリートは自分に適した食事摂取方法を学ぶことが大切である.

また，アスリートは，指導者に摂食障害がばれると練習に参加できなくなり，試合に出させてもらえなくなると考え，ばれないようにしてほしいと訴えることが多い．自らが摂食障害であることを認めない「否認」によって，治療に対する抵抗や動機づけの低下につながっていくこともある．さらに，摂食障害のアスリートは，摂食障害の症状があることで周囲に心配してもらえるため，治したいけど，治したくないという複雑な心理を持つことがある．このような背景を理解したうえで，身体面を含めた摂食障害の病態と，治療の見通しに関する心理教育を提供することが望まれる.

②エビデンスに基づく心理療法を提供する

心理療法は，栄養状態がある程度改善されたことが確認されてから提供されることが望まれる．英国国立医療技術評価機構（National Institute for Health and Care Excellence：NICE）の治療ガイドラインによれば，小児，若年成人の神経性やせ症および神経性過食症に対しては家族療法が第一選択肢とされており，効果がない場合には個別の個人 CBT-ED（摂食障害に対する認知行動療法）を検討する[3]．アスリートの摂食障害の治療法としては，認知行動療法（CBT）と家族療法が推奨されている[4]．しかし，アスリートに特化した摂食障害の治療プログラムはほとんど報告されておらず，今後の研究が待たれる.

③心理師の立場から見た治療方針の調整

「過食をやめたい」という主訴で来談され，主治医からも摂食障害に対する心理療法の指示が出されると，マニュアルありきの面接を行い，支援者は過食をやめさせることに目が向いてしまうかもしれない．しかし，過食をやめさせることでアスリートの競技生活の問題が改善していくかというと，別問題の可能性がある．本事例の場合は母親の厳格な食事管理があり，過食の問題よりも家族間の問題のほうがより大きいことが伺える．アスリートの反応を見ながら，「過食がなくなっても，お母さんが厳しすぎてわかってもらえなかったらつらいですよね」と話してみても良いかもしれない．特に思春期のアスリートの場合，回復を妨げる要因の1つに自尊

88002-930

心の低下があるため，本人の頑張りやあるがままの存在価値を認め，自尊心を高める関わりをすることも望まれる．

　ある程度問題が改善してきた段階では，この治療はこのアスリートの生活や人生が良い方向に進んでいるのか，何ができるようになったらもっと充実した競技生活を送れるようになるのかを検討していくことも重要である．支援者としては，うまくいかないときには技法そのものや自分の技術不足に責任を帰属しそうになるときもあるが，まずはできていることとできていないことを整理して，できることから取り組んでいこうとする問題解決志向の態度が必要である．主治医と対話を重ね，連携しながらアスリートの摂食障害の治療が実施できる基盤づくりを心理師の立場から作っていくことが重要であろう．

４ 精神科医に相談したほうがよいタイミングとその内容

　低体重や過食嘔吐，下剤乱用などの摂食障害の症状が強いときや食事量の増やし方で refeeding 症候群が出現する可能性が疑われる場合には，心理師だけでは対応することが難しい．『神経性食欲不振症のプライマリケアのためのガイドライン』[5] では，全身衰弱（起立，階段昇降が困難），重篤な合併症，標準体重の 55% 以下のやせの場合は緊急入院が必要であり，向精神薬やカウンセリングよりも，全身状態の改善が最優先されている．精神科医にリファーする時には，実際に体重がどのくらい減っているのか，短期間のうちに拒食から過食に変化している，電解質分布の異常を引き起こしており，refeeding 症候群が出現する可能性があるなど，一時点だけではなくこれまでの経過を時系列で客観的に伝えることが求められる．

　さらに，精神科医に相談する際には，目の前のアスリートの臨床像を丁寧に伝えることが求められる．心理師が薬の知識や診断基準を知っておくことは重要であるが，それだけでは必要な情報を精神科医に適切に伝えることは難しい．カウンセリングの際に，クライエントの特徴や非言語の情報から感じ取った印象を端的に精神科医に伝えることが求められる．例えば，「この人は抑うつ症状があります」「不安がとても強いです」と伝えるだけではなく，「顔色が悪く，目元にくまができています．死んでしまい

たいという考えが頭をよぎっているようです」「昨日母親から暴言を受けており，その後も震えが止まらない状況のようです」など，具体的な臨床像と周辺情報を丁寧に伝えることは，心理師が精神科医と連携して対応するうえで重要なスキルである．

5 アスリートの摂食障害予防プログラム

　摂食障害の予防プログラムのなかで，有効性が示されているものの1つにBody Project[6]がある．Body Projectは，摂食障害の発症に至るメカニズムを示した食行動異常の二過程モデルに基づいて開発され，痩身を理想体型とする個人に対して，その理想と相反する行動や言動，考え方をさせることで認知的不協和（自分の考えや信念，感情が矛盾している状態）を生じさせることを目的とする．アスリートに対しては，既存のプログラムを修正して，FAB（Female Athlete Body Project）として開発されている[7]．FABは女性アスリートの三主徴に気づく方法や，健康維持の観点からアスリートのパフォーマンスに重点を置いた内容を含めることで，アスリートの摂食障害予防に功を奏している．わが国ではアスリートの摂食障害に関する予防研究は限定的であり，今後の研究の蓄積が望まれている．

（栗林千聡）

文献

1) National Eating Disorders Association (NEDA) : Coach & Athletic Trainer Toolkit. 2020 (https://www.jafed.jp/pdf/other/nead_coach_and_trainer_toolkit_2020.pdf)
2) 中里道子，原田朋子，高倉　修ほか：摂食障害の治療について考える．認知療法研究，15：1-11, 2022
3) National Institute for Health and Care Excellence (NICE) : Eating disorders: recognition and treatment, full guideline. 2017 (https://www.nice.org.uk/guidance/ng69)
4) Chang C, Putukian M, Aerni G, et al. : Mental health issues and psychological factors in athletes : detection, management, effect on performance and prevention : American Medical Society for Sports Medicine Position Statement—Executive Summary. Br J Sports Med, 54 (4) ; 216-220, 2019
5) 厚生労働省難治性疾患克服研究事業「中枢性摂食異常症に関する調査研究班」：神経性食欲不振症のプライマリケアのためのガイドライン．2007 (https://www.edportal.jp/pdf/primary_care_2007.pdf)
6) Stice E, Rohde P, Shaw H : The Body Project : A Dissonance-Based Eating Disorder Prevention Intervention. Oxford University Press, Oxford, 2012
7) Stewart TM, Pollard T, Hildebrandt T, et al. : The Female Athlete Body project study : 18-month outcomes in eating disorder symptoms and risk factors. Int J Eat Disord 52 (11) : 1291-1300, 2019

88002-930 JCOPY

After Talk

本Caseを振り返って

●**栗林 (スポーツ心理)**：体重の低下がパフォーマンス向上に結びついている場合も多く，スポーツ特有の文化を理解している専門家が対応しなければ，ドロップアウトに繋がるケースも多いように感じています．このような文化を理解している精神科医や心理師がうまく連携し，摂食障害の予防や治療を進めていくにはどのようなことが求められるでしょうか．

▶**北原 (精神医学)**：1つの脳みそだけで何とかしようとせずに，多職種の専門家で一人の選手を囲んでいくことが理想ですよね．医師の場合でいえば，特に摂食障害は，精神科医だけではなく内科医もいたら心強いですし，女性であれば無月経の問題もあるので産婦人科医もいたらいいなと思います．無月経とくれば疲労骨折がおきやすいので，整形外科医もいたら良いです．そして，できれば，スポーツ特有の文化を理解してくれる先生が良いです．全診療科でスポーツチームを作れれば理想ですが，なかなかそうもいきません．そうすると，やはり求められるのは，スポーツ医として，診療科にとらわれない知識を持つ努力をした上で，さまざまな診療科に顔を出し，自分がやっていることを理解してもらいながら，有事の際にはすぐに相談できる信頼できる医師を見つけておくことかと思います．そうしていくうちにおのずと知識が深まるし，専門家への紹介のタイミングもつかみやすくなります．そして医師だけの知識では限界があるので，心理師，栄養士，トレーナーと一緒に選手を囲むことが理想です．コミュニケーション力と行動力が求められるかと思います．わたしもまだ職場を超えた異職種の方とのつながりは薄いです．心理師さんとよりよくつながるためにはどうしたら良いでしょうか．

●**栗林**：多職種の専門家で一人の選手を囲んでいくことはすごく大切だと思いました．心理の専門家といっても一括りにはできず，スポーツ領域で働く心理のなかでもそれぞれ専門性は異なっていて．スポーツ科学や臨床心理学など，学んできた背景が異なりますので，心理の専門家のなかでも自分の専門性や立ち位置を明確にしながら，そこを他分野の専門家の方へ伝えてチームを組んでいくことがよりよい連携のために大事かもしれません．例えば，国内唯一の心理の国家資格である公認心理師

Case

9 太ることが怖くて食べ吐きしてしまう（やめられない）

135

の主要活動領域は，産業，司法，教育，福祉，医療ですが，そこにスポーツは入っていません．ですので，アスリートが公認心理師へと繋がることが難しくなっているんですよね．公認心理師は心理学の基礎を学んでいるため，メンタルヘルスや精神医学の知識もあり医師と連携する時に役立つと思いますし，摂食障害のアスリートをサポートするうえでは必須の知識やスキルを学んでいると思います．しかし，スポーツ特有の文化については学んでいないので，そのまま現場に入ってしまうと難しくて．例えば，スクールカウンセラーも部活動に所属する選手の支援を行いますが，「スポーツのことを全然わかってもらえない」と訴える選手もいます．摂食障害のアスリートをサポートする場合には，ケースに合わせて特有の文化に詳しい心理の専門家（スポーツメンタルトレーニング指導士など）と臨床心理士や公認心理師が連携しながらチームを組んでサポートしていくことや，スポーツ領域で働く心理としてさまざまな知識を持つ努力をすることが今後はより一層求められてくるように思います．このように，心理の中でもさまざまな専門性があることを他分野の専門家の方へ丁寧に説明していきながら，今後は学会やケースカンファレンス等を通して，つながりを持たせていただく機会が多くあればありがたいなと感じています．もっと学会を跨いでコミュニケーションをとれたら…なんて思っています．

▶**北原**：なるほど．心理師さんたちもさまざまな領域があることをあらためて知ることができました．医師もスポーツは正式な診療科として認められていません．整形外科は専門医取得後，専門領域としてスポーツの枠がありますが，スポーツの枠がきちんと設けられているのは整形外科くらいではないでしょうか．そのほかの科で専門としてスポーツ医をするには完全に独学となります．私自身も，スポーツにおいて自分の専門性（診療科）がどう生きるかを考え，活躍する場（現場なのか病院なのか）を決めて，試行錯誤してきました．それでわかったことは一人の脳みそではなんともならないことで…．コミュニケーション力と行動力，それに，スポーツと同じチームワークや感謝の気持ちでいろいろな人とつながってたくさんの脳みそで解決していく，そういうことが大切なのだと痛感しています．

88002-930 JCOPY

女性アスリートの身体と心

　東大病院女性診療科・産科では，2017 年から女性アスリート外来を開設し，競技レベルや年齢を問わず幅広くアスリートの診療を行っている．産婦人科医の立場から女性アスリートの精神的な問題に深く関わる機会が多いのは摂食障害である．女性アスリート外来を受診する選手で最も多い相談内容は，「運動量に対し食事量が不足している」，いわゆる利用可能なエネルギー不足が原因で無月経となったアスリートであり，当科の統計では，これらの無月経選手の 6.5％が摂食障害と診断されている．「体重が軽いほど記録が伸びる」「パフォーマンスが向上する」と強く信じ，健康を害するまでの減量を行っているアスリートは珍しくない．

　1 日に 10 回以上も体重を測定し，100g でも体重が減っていないと「自分はまだまだ食べ過ぎているのではないか」「練習量が足りないのではないか」と錯覚し，さらに食事制限を行い，練習量を増やすことでエネルギー不足が悪化し，食行動の異常や摂食障害に至る．自分で吐くことを覚え，下剤を乱用する…．しかし，競技会に出場したいため過食・嘔吐を繰り返していることを監督，チームメイト，保護者等，誰にも気づかれたくない…．こんな選手達を診療しない日はないと言ってもよいくらいだ．このような選手たちに，「競技を止めなさい」というのは簡単である．しかし，生き甲斐となっているスポーツ参加の機会を一時的に奪うことで，さらに症状が悪化してしまうケースもある．もちろん，医学的に競技を中止させる判断が必要な時もある．スポーツが好きで，競技が好きで，競技力を高めようと日々努力しているからこそ発症してしまったアスリートの気持に寄り添い，第三者であるからこそ客観的な立場で異常に気付いてあげられることがあるかもしれない．

　婦人科を受診した際，ふとした何気ない会話から摂食障害を疑い，傾聴すると，涙を流しながらこれまでの辛かった減量，過食・嘔吐，食事や体重が増えることへの恐怖感を話してくれる選手たち．それは，きっと私達が常に身近にいない第三者であるからこそ話をしてくれるのかもしれない．どんなきっかけでもよいと思う．最近，月経が止まってしまった，月経が不順になってきた…．誰かに相談してみよう．一人で抱えていた重荷を少し軽くできるきっかけになるかもしれない．

（能瀬さやか）

10 アルコールやカフェイン, 痛み止めに走ってしまう・やめられない

主訴 (悩み) 疲れやすい・寝つきが悪い.

相談までの経過 A 氏はアスリート枠で採用され, 入社 2 年目. 就職を機に生活環境が一変した. 大学時代の寮生活から, 初めて暮らす土地での単身生活となった. 食事は外食や弁当が増えた. 仕事は余裕がなく, 競技は「会社の期待に応えなければ」というプレッシャーが常にあった. X−1 年 10 月から左アキレス腱の痛みが出現. 整形外科ではアキレス腱炎との診断で休養を勧められた. しかし全国大会に向けた駅伝メンバーの選考中だったため, 市販の解熱鎮痛薬を服用しつつ練習を続けた. 年始の大会後, 休むことで痛みは軽減したが, 練習を再開するとまた悪化した. X 年 2 月からはリハビリ中心の個別メニューとなったが, 痛みは一進一退. チームを横目に一人で過ごす時間が増えた. 4 月, 朝から疲れを感じるようになり, たびたびエナジードリンクを飲むようになった. 仕事中の眠気や集中力の低下を自覚し, よりカフェイン含有量の多いものを選ぶようになった. 次第に寝つきが悪くなり, 寝る前に飲酒するようになった. 初めはビール 1 〜 2 缶で済んでいたが, 日本酒, ウイスキーなど, 量・種類とも増えた. 不眠は解消されなかったが, 日々のつらさは紛れた. 6 月, 倦怠感で起床できず, 遅刻が続いた. 上司の指示で内科を受診. 血液検査上, 軽度の肝機能障害が認められた. 不眠を訴えたところ精神科受診を勧められた.

これまでの病気やケガなど 19 歳時, 左第Ⅴ中足骨を疲労骨折.

現在までの生い立ち 2 人兄弟で, 3 歳下の弟がいる. 内向的で責任感が強い. 父親の転勤で 2 度転校した. 高 2 から父親が単身赴任. 母親も働いていたため, 両親は不在がちだった.

家族歴 特記事項なし.

競技歴 小・中学校とサッカーに取り組んだ. 長距離走が得意で, 高校では顧問からの誘いで陸上に転向. 中距離で全国大会上位入賞を果たし, 駅伝の強化を始めた首都圏の私立大学にスポーツ推薦で進学. 2 年時から駅伝全国大会に出場. 卒業後はアスリート枠で地方の企業に就職し, マラソンにも取り組み始めた.

初回来談時の様子 診察には生真面目に応じるが疲弊した表情で活気に乏しい. 自らの努力不足と「大丈夫」であることをたびたび口にする. 痛み止めやアルコールの摂取量については「大したことはない」とあいまいな返答に終始する.

精神科医の視点から

Point

・依存症は気づかれにくい.

・周囲からの孤立がリスクになる.

・手に入りやすい物質こそ依存対象になりやすい.

・物質への依存は，苦痛に対する懸命の対処の結果である.

・モノではなくヒトに頼れる環境づくりが重要である.

1 依存症とは

　依存症には「意志が弱い」「ダメ人間」「自己責任」といったイメージがつきまとう. アスリート，芸能人，ミュージシャンといった有名人が違法薬物に関与する度，大々的に取り上げられ，日本中が大騒ぎになる. 実のところ，わが国では海外諸国に比べると，物質依存（特に薬物依存）は身近な問題ではない. このため，多くの日本人はもとより精神科医でさえ，物質依存への理解は十分ではなく，「厄介」「治らない」との先入観から敬遠されがちである. しかしながら依存症は，健康面や社会性に大きな支障が生じる重大な疾患であり，弱さや甘さの問題ではないとの認識が，まず必要である.

①用語について

　「依存」とは，ある対象への摂取欲求が生じている状態のことで，「精神依存」と「身体依存」とがある. 精神依存とは，強い欲求（渇望）が生じ，有害だとわかっていても，摂取行動をコントロールできない状態のことである. 身体依存とは，ある物質が体内に存在する状態に慣れが生じ，その急激な減量や中止によってさまざまな症状（離脱症状）が起こる状態のことである. より多く摂取しないと，期待する効果が得られなくなる身体的変化のことを「耐性」と言う. アルコールや薬物などの「物質依存」に対し，ギャンブルやゲームなどの「行動嗜癖」がある.

②物質の種類

　本稿で述べる物質とは，脳に作用することで思考・感情・行動に変化

をもたらす中枢神経作用物質を指す．脳への作用の仕方によって3つに大別される．

1) 興奮性物質：カフェイン，ニコチン，エフェドリン，メチルフェニデート，覚せい剤（アンフェタミン，メタンフェタミン），コカインなど
2) 抑制性物質：アルコール，抗不安薬，睡眠薬，モルヒネ，ヘロイン，有機溶剤など
3) 幻覚を引き起こす物質：大麻，MDMA，LSD など

③脳内メカニズム

依存症では，「報酬系」という神経回路と「ドパミン」という神経伝達物質が大きな役割を果たす．報酬系は，生命維持に必要な行動をとった際，それを「心地よい」と感じ，その行動を繰り返し行わせる神経回路である．神経回路は，神経細胞同士が連結し，ネットワークが形成されている．神経細胞の間は，セロトニン，ノルアドレナリン，アセチルコリンといった神経伝達物質によって情報伝達が行われており，報酬系ではドパミンがその主役となる．目的を達成したりほめられたりするとドパミンは増加し，報酬系が活性化される．摂取した依存性物質によってもドパミンの増加が引き起こされる．

2 アスリートと物質依存

アスリートの場合，物質の過剰摂取はパフォーマンスに直結する．このため，依存症レベルとなれば競技続行が困難になる可能性が高い．実際のところ「薬をやめられない」と言って相談に訪れる現役アスリートは稀で，別の理由で受診し，経過中に物質の摂取が明らかになるパターンが大半である．彼らは何がしかの物質に頼ることで，つらい症状をコントロールしながらギリギリのところで持ちこたえている．そのため，「やめなさい」というだけの対応では解決にならないばかりか，本人にとっての支えを奪ってしまうことにもなりかねない．物質依存の形成には，環境的要因，心理社会的要因が大きく関係している．周囲の期待，チーム内での競争，故障など，多くのストレスにさらされるアスリートの治療には，チームの指導者や選手をはじめ，家族，友人，職場も含めた理解と協力が必要である．

88002-930 JCOPY

アスリートと物質の問題を扱う際には，ドーピングについても念頭に置く必要がある．世界アンチ・ドーピング機構（World Anti-Doping Agency：WADA）による最新の禁止薬物は，検索エンジン Global DRO（The Global Drug Reference Online）で確認できる．スポーツファーマシスト（薬剤師）への相談も有用である．本事例における依存性物質について，以下に列挙する．

①解熱鎮痛薬

市販薬は OTC 薬（Over The Counter Drug）とも呼ばれ，処方箋なしで購入できる医薬品のことである．解熱鎮痛薬のほか，総合感冒薬，鎮咳去痰薬，鎮静薬がある．類似した商品名であっても，成分はすべてが同じではない．解熱鎮痛薬には，主成分であるアセトアミノフェン，イブプロフェン，アセチルサリチル酸のほか，依存性を有するアリルイソプロピルアセチル尿素やブロムワレリル尿素，カフェインが配合されている場合がある．

②カフェイン

カフェインはコーヒー，お茶，ココアなどに含まれ，日常的に摂取される．多くの研究からスポーツパフォーマンスを向上させる効果が示されており，タブレット，ガム，ジェルといった形で，スポーツ場面で使用されることも多い．この背景としては，2004 年よりドーピングの禁止リストから削除された影響もある．健康成人の1日摂取量の上限は 400mg（コーヒーカップ3〜4杯）程度が目安とされている．近年では，エナジードリンクの過剰摂取によるカフェイン中毒での死亡例も報告されている．

③アルコール

社会的に許容されている物質であり，購入も容易であるため，依存対象となりやすい．アルコールは少量であれば気分を高揚させる効果があるため，一時的に落ち込んだ気分を紛らわせることができる．短期的には寝付きが良くなるが，長期的には睡眠の質を悪化させ，抑うつ気分や不安を悪化させる．

3 アスリートに生じる依存の具体像

本事例で提示したのは「薬に頼りながら，かろうじて競技生活を維持し

ている」レベルの事例である．潜在的にはこうしたアスリートは多いのではないかと考える．

　大学卒業までのＡ氏の競技生活は，比較的順調であった．就職に伴う生活環境の変化は，発症要因の１つである．アスリート枠での入社は，責任感の強い選手にとっては「期待に応えなければ」とのプレッシャーにもなり得る．最初はアキレス腱の痛みに対して鎮痛薬を使用していたが，故障が長引くため，結果として常用するようになった．心身の疲労が慢性的となるなか，カフェインを摂取することで自らを奮い立たせ，チームから離脱して孤立感や焦燥感が高まる状況を，アルコールで紛らわせていた．

　最初の受診先は内科だった．血液検査上の異常値は，鎮痛薬や飲酒の影響が疑われる．Ａ氏は，市販の解熱鎮痛薬，エナジードリンク（カフェイン），アルコールへの依存状態にあったが，ここで着目すべきは「物質依存＝違法なもの」ではないということである．気軽に手に入る物質こそ，依存対象になりやすい．処方箋が必要な抗不安薬・睡眠薬（ベンゾジアゼピン受容体作動薬）も同様である．これらは精神科に限らずあらゆる診療科で処方され，「処方薬依存」として，近年大きな問題になっている．

　依存物質の摂取状況（種類，量，期間）を正しく把握することは，心身への物質の影響を評価する上で重要である．しかし，多くの依存症患者は，自分が依存に陥っていることを認めたがらない．本人は「大した量ではないから」「いつでもやめられる」と言い，摂取状況を正確に把握できないことが少なくない．こうした場合，薬物摂取のスクリーニングにはDAST-20(Drug Abuse Screening Test-20)，アルコール問題の重症度評価には，AUDIT-C(Alcohol Use Disorders Identification Test Consumption)といった検査は簡便で，利用し得る．

　物質依存症に精神疾患が合併する割合は高い．このため，併存する精神疾患にも注意を払う必要がある．Ａ氏の場合，ストレスフルな環境下において，易疲労感，集中力の低下，不眠が出現した．不眠はカフェインやアルコール摂取の結果であるとも考えられるが，うつ病が先行していた可能性も疑うべきである．

　受診後の対応としてとりわけ重要なのは，信頼関係の構築と維持である．当たり前のようだが，依存症患者の傾向として「人を信用できない」

88002-930

「本音を言えない」「自尊心が低い」という対人関係上の困難さがある．頭ごなしに注意したり，自己責任だと突き放したりする態度は，孤立や拒絶につながるため，治療的ではない．当の本人としては有害であることなど百も承知で，その上で薬物に頼らざるを得ない無力さを恥じたり，自責的になったりしている．こうした心理的状態も含め，家族や現場のキーパーソン（例えば，職場の上司や指導者等）と情報共有し，日常生活・競技場面におけるサポート体制をつくっていくことが必要である．

4 まとめ

　「身近にあって気づかれにくい」，それがアスリートの物質依存である．重要なことは，物質（モノ）をやめさせることではなく，困っている本人（ヒト）を理解することである．気にかける・関わりを絶やさない・長い目で見守るといった対応は，チームがあるからこそできる有効な支援策である．

（井上誠士郎）

文献

1）国立精神・神経医療研究センター精神保健研究所：全国の精神科医療施設における薬物関連精神疾患の実態調査．2020
2）新アルコール・薬物使用障害の診断治療ガイドライン作成委員会：新アルコール・薬物使用障害の診断治療ガイドライン．新興医学出版社，東京，2018
3）松本俊彦：薬物依存症．ちくま新書，2018

Case

10

アルコールやカフェイン，痛み止めに走ってしまう・やめられない

スポーツ心理の視点から

Point

・依存の問題はアスリート自身も周囲も気づきにくい.

・依存の背景には心の問題やアスリート特有の孤立的状況が潜んでいる.

・依存を正しく理解し,依存しないようにするのではなくより健康的

　な依存へ.

・心の拠り所を見つけておく.

1 依存の問題はアスリート自身も周囲も気づきにくい

　誰しもが何かしらに依存しながら生きている.そのため,依存自体は「悪いこと」とは言えない.しかし,その対象に頼りすぎてしまい,日常生活や競技生活に支障をきたしたり,「やめたいのにやめられない」状態になると,「依存症」と発展していきかねず適切に対処していく必要がある.

　アスリートに限らず一般的に依存の問題を抱えている人は,自分のしていることが問題だという意識を持ちづらく(「依存症は否認の病」と言われている),アスリートの依存の問題もそれ自体を最初から訴えることは極めて稀である.本事例のように,まずは周辺の訴え(疲れやすい・寝つきが悪い)を窓口に相談にやってくることがほとんどである.

　A氏はこれまでサッカーでは活躍の場が十分ではなかったが,陸上を始めてからは成績を順調に伸ばし,途中ケガがあったものの大学進学や就職も難なくパスし,順風満帆な競技生活を送っていた.ところが,環境の変化と突然の身体の痛みから長期的に競技をすることができなくなってしまった.A氏にとってこれまでで初めての大きな挫折となり,これを機に次第に解熱鎮痛薬やカフェイン,アルコールを乱用するようになり依存という経過に至った.このようにアスリートにとってケガや成績の伸び悩みといった挫折体験は,依存に陥るきっかけとなる.それ以外にも,チームメイトとの人間関係や指導者との関係での慢性的なストレス,引退などが引き金となることもある.

　こうしたアスリートの内面で起こるさまざまな心理的な危機状態は,周

88002-930 JCOPY

囲からは見えにくく本人の些細な変化に気づきにくい．また，A氏自身も
物質に依存していることへの問題意識はなく，「誰にも相談しなかった」と
言うように，周囲にSOSを出したり，頼ることもできずに一人で抱え込ん
でいたようである．

　依存の問題は特に初期の頃は本人も周囲も気づきにくく，重症化してか
ら問題が大きくなる傾向があるため，早い段階で気づき，働きかけをする
ことが重要である．そのため，A氏のように会社や練習に遅刻・欠席した
りといった生活上の乱れ，健康状態の悪化などはサインの1つであり，ま
たリハビリに関わる整形外科医や理学療法士，フィジカルトレーナーとの
間でこれらのことが話題になれば，早期発見の機会につながる．

2 依存の背景には心の問題やアスリート特有の孤立的状況が潜んでいる

　依存が深刻化していく背景には心の問題があると数多くの調査研究か
ら明らかとなっている．そのうちアスリートの状況を反映する要因につい
てまとめると以下のようである．

①性格傾向

　真面目で几帳面，完璧主義，勝負への執着，自分に厳しい，他人に弱
音を吐かない，人に素直に頼らないなど，一見アスリートとしての強みと
なりうる性格が，実は依存傾向を高める要因となっている．だからといっ
て，アスリートがみな依存に陥っていくということではない．これらに加
えて，否定的な感情（怒りやフラストレーション）を抱えやすかったり，感
情を調整する力が低かったり，ストレスへの対処スキルが乏しいといった
ことが重なることで，より依存しやすい傾向が高まっていく．

②発達特性（ADHD）

　トップアスリートや優れた芸術家，研究者，起業家など直感的なひらめ
きや飛び抜けた行動力が求められる仕事をする人の中には注意欠如・多
動症（Attention Deficit Hyperactivity Disorder：ADHD）の人が多いと
言われている．ADHDの典型的な症状としては，集中困難，多動，不注
意等が知られているが，感情の不安定さ，イライラしやすさ，不安，抑う
つが問題となることもある．こうした問題は，人間関係や日常生活のさま
ざまな場面でトラブルとなることがあり，結果として本人の自尊心や自己

効力感に影響を及ぼしてしまう.

③家庭環境

一般的に依存のリスクを高める要因の1つに養育者の養育態度や家庭内の状況があるとされている. 養育者の一貫しない態度, 否定的なコミュニケーション, 現実離れした過度な期待・無関心, 家庭内の葛藤の高さ・不仲, 家族関係の希薄さなど, 心の発達において大きな影響を及ぼし, 成人になってからも自己肯定感が低く生きづらさを生み出してしまう.

④競技環境

アスリートの場合, 上記のような背景がなくとも陥りやすい状況が存在することもある. 例えば, 勝つことのみに価値があるといった勝利至上主義, 寮生活であったり遠征や合宿が多いため指導者やチームメイトと狭くて濃密な人間関係となり, そこでのストレスや傷つき, 周囲からの過度な期待・プレッシャー, 進学・就職・チーム移籍・引退などをきっかけとした環境の変化による孤立などは, アスリート特有の環境である. 誰にも相談することができないというような孤立した状況によって, 人ではなく物に頼らざるを得なくなってしまう.

本事例のA氏は, 元来内向的な性格で, 親子関係もおそらく希薄で, 2度の転校をしていることもあり親密な人間関係を築くことが難しい環境であったと思われる. また就職によって生活環境が一変し, 練習や仕事に忙殺されてしまい, 周囲との関係作りもままならなかったであろう. 真面目で, 周囲の期待にも応えたいと頑張りすぎ, 人に頼らずに自分で何とかしようとしてしまう性格傾向も重なり, 孤立してしまっていたものと思われる.

3 依存しないようにするのではなく, より健康的な依存へ

近年, 依存に陥っている人たちは「快楽」を求めているのではなく, 苦痛を緩めたり自分の気分を立て直すために人に頼らずに「自己治療」をしているのだという考え方（カンツィアン「自己治療仮説」[1]）がなされている. つまり, アスリートにとっての依存も, 思い通りにパフォーマンスを発揮できる時期というのは案外限られており, 自分と向き合わなければならない辛さを, 自己治療・自己解決するために問題になる「物」へ頼ってしまっ

88002-930

た結果と捉えることができる．A 氏にとっても同様のことが言えるだろう．

したがって，アスリートの依存や「やめたくてもやめられない」ことに対して，罰を与えたり，正論を突きつけたり，「意志を強く持て」などといった根性論では解決には向かっていかない．必要なのは「強い意志」ではなく，依存行動が起こりやすい状況や自分自身に気づき，それを避けていく「賢さ」を身につけていく働きかけである．

本稿では「物質依存」を取り上げたが，アスリートの場合依存対象が「行動」であることもあり（「行動嗜癖」），それは過度なトレーニングや過食（別章），ギャンブル等として現れる．いずれにしても依存をしないようにすることを目標にするのではなく，他により安全で健康的な依存先を見つけていく，依存先を「物」から「人」へと転じていく視点が有用である．特にトップアスリートは肩書きやイメージが先行してありのままの自分を見てもらいにくいことから，容易に人とつながれない，弱音が吐けないといったことを抱えやすい．そのため「人に頼れるようになる」「人に弱音を吐けるようになる」ことは非常に大切となる（過度に「人」に依存的になるということではない）．そのためには，アスリート自身が本来のありのままの自分として関わってもらえる安心した信頼関係が重要である．

4 心の拠り所を見つけておく

依存に対するケアとしては動機づけ面接（motivational intervewing：MI）による行動を変えていくアプローチや，認知行動療法（Cognitive Behavioral Therapy：CBT）による対処スキルトレーニングの有効性が証明されている．MI では「やめたいのにやめられない」行動に対して，変化したい気持ちを引き出していく方法で，特に変わることへの抵抗が強い人に効果的である．CBT では自分の欲求を刺激する引き金や思考パターンの分析を通じて，セルフモニタリング（自分を知る）の能力を高め，別の対処スキルの習得を目指していく．また，支持的な心理療法（カウンセリング）において，依存の問題の中核になる「関係性の問題」を扱っていくことも有用である．

またアスリートにとっての依存の問題は引退後に深刻になることも少なくない．できれば，アスリートであるうちに，競技以外の世界での体験を

増やしたり，対処スキルを上げたり，心の拠り所を見つけておくことが望まれる．

そして一人でも多くのアスリートに，人に頼ったり弱音を吐くことは弱さなのではなく，むしろ自分を知り強くする，セルフヘルプのためのスキルなのだということを知ってもらいたい．

（田中みほ）

文献

1) Khantzian EJ, Albanese MJ : Understanding Addiction as Self-Medication : Finding hope behind the pain. Rowman & Littlefield Publishers, Lanham, 2008（松本俊彦訳：人はなぜ依存症になるのか―自己治療としてのアディクション―．星和書店，東京，2013）

88002-930 JCOPY

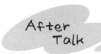

本Caseを振り返って

●**田中（スポーツ心理）**：先生のところに依存の問題を訴えて受診される アスリートはいらっしゃいますか？

▶**井上（精神医学）**：最初からというのはあまりないですね．診察を重ね るうちに少しずつ明らかになることがほとんどです．

●**田中**：私のところに来談するアスリートも同様です．依存と言っても， 依存度によって深刻さがまちまちですし，それによっても表面化しにく いかと思います．本章の事例は「かろうじて競技生活を維持しているレベ ル」ということでしたが，実際どの程度の依存度で精神科もしくは心療 内科に相談するといいのでしょうか.

▶**井上**：個人的には全例でも良いと思います．依存症の支援には，大勢 の人が関わって，依存できる相手を複数確保しておくことも大事だと考 えています．それと，治療者・支援者側のチームワークですね．精神科 医は，診察室で本人だけを相手にしがちです．1対1の関係性は基本と しつつ，現場の指導者や関係者，家族とも協力しながら，誰もが心配し なくて済むような「支援コミュニティ」をマネジメントできると良いと思 います．

Case

10

アルコールやカフェイン，痛み止めに走ってしまう・やめられない

11 軽いケガを
繰り返してしまう

主訴（悩み） ケガが多い，練習が思うようにできない．

相談までの経過 大学を卒業後は出身地の代表選手として競技会に参加していたが，1度でも負けると競技団体や周囲からのバッシングが多くプライドが傷つくことがあった．しかし，勝つことのほうが多かったためそれほど気に病むことはなかった．X年7月，練習時にアキレス腱を断裂し，手術とリハビリを行った．左右の筋力差もほとんど見られない状態に回復した後に復帰したが，思うように競技ができず周囲からの評価に苦しむことが増えた．しばらく主力選手を外れていたが，X+3年5月，主力選手がケガをしたことにより，本人が主力選手となった．チームメイトとの結束を確認し，「結果を残さなければ」と感じたが，思うように結果がでないことを気にしていた．主力選手に選出された5日後，練習中，ふくらはぎの違和感を理由に練習を途中で中断した．診断には至らなかったが，その後も，打撲等のケガを理由に練習をたびたび休むようになった．周囲が心配し声をかけると練習に参加したが，ケガが多くて練習量が足りず本来の力が出せないと周囲に話すことが増えた．試合では負けが多かったが，チームとしては勝利し同年7月全国大会へ出場が決まった．その後，腰痛・肩痛等の原因不明の疼痛を次々に訴え，練習量が増えることはなかった．ケガが続くことを心配したコーチの勧めで，同年9月相談となった．

これまでの病気やケガなど なし

現在までの生い立ち 3人兄弟の第2子として出生．乳幼児期の発育・発達異常の指摘なし．

家族歴 なし

競技歴 小学校1年時に競技Aを始めた．中学時代に県内で頭角を現し，県外にある競技Aの強豪校へと進学した．全国レベルの大会をすべて制し，大学進学後，日本一となった．卒後は出身地で，指導者として勤務している．

初回来談時の様子 疼痛部位には明らかな整形外科的所見は認められない．睡眠，食事にも問題なく，早朝の自主トレーニングは問題なく行えている．競技能力には自信があったが，アキレス腱断裂後，思うようなパフォーマンスができないこと，内容ではなく結果のみをみて評価する競技団体への不満を訴えた．精神科的診断に至るような明らかな所見は認められない．

精神科医の視点から

Point

- ケガを繰り返す場合はコンディショニングを見直し，外的環境要因，身体的要因，トレーニング要因だけでなく人的要因や心理的要因にも目を向ける必要がある.
- セルフハンディキャッピングなどの心理方略が関係していることがある.
- 家族，チームスタッフなどなるべく多くのスタッフと協力しさまざまな視点から選手をサポートすることが望ましい.

①一般の人に気づいて欲しいポイント

　ケガなくよりよいパフォーマンスをするために望ましい条件を整えることをコンディショニングという. コンディショニングに関連する要因として，外的環境要因（天候，温度，湿度，日程など）・身体的要因（体力，体格，体組成，疲労度，月経など）・トレーニング要因（トレーニング計画，休養，マッサージ，クールダウン，ウォームアップなど）の他に，人的要因（コーチ，監督，家族，恋人，審判，チームメイト，人間関係など）・心理的要因（あがり，集中力，意欲，モチベーション，リラックス）がある. これらは目にみえにくくデータ化しにくい要因であるため，現場での対応が難しいことが多いがベストコンディションを引き出すためには避けては通れない要因である.

　本事例では，ケガの多さに着目し，外的要因，身体的要因，トレーニング要因を検討するとともに，「思うように競技ができず」苦しむ選手を取り巻く人的要因や，心理的要因にも目を向けて欲しい.

②相談に至るまでに対応できること：アスリート本人でセルフチェックを

　代表的なセルフチェック項目としては，体温，体重，体脂肪，早朝心拍数などの客観的な指標と，体調，疲労度，睡眠（睡眠時間と熟眠度），食欲，技術的な調子などの主観的な指標が挙げられる. また，天気などの気象条件や，食事内容，さらに競技特性を踏まえた項目があれば追加することが望ましい. これらの記録を普段からとっている場合は，ケガとの関

Case

11

軽いケガを繰り返してしまう

連がないか見直しをすることが大切である.

③相談に至るまでに対応できること：コーチ，家族など

コンディショニングに関する要因について検討する. その際，選手の家族も含め，トレーナーやチームドクターなどのスタッフがいる場合にはなるべく多くのスタッフと協力して，選手の理解に努めることが望ましい. また，人的要因，心理的要因に対しては，選手をとりまく環境に目を向け，選手にどのようなストレスがかかっているのかを理解することが大切である. 例えば本事例では「周囲の評価に苦しむ」選手が，そのことについて話しやすい環境を作り，選手から直接情報を得ることは，ベストコンディションを引き出すために重要である.

1 事例のアセスメントと治療方針

事例冒頭には，「周囲からのバッシングが多くプライドが傷ついた」と記載がある. プライドとは，「肯定的な自己意識的感情であり自分の行動，発現，特徴が他者よりも優れていると評価されたときに経験され，自尊心に影響を与える主たる感情である」[1]と定義される. 本事例の選手は，競技を追求し勝利することでプライドを満たすような経験により，自尊心を高めてきたのだろう. したがって，負けることは自尊心にも悪い影響をもたらすし，周囲の悪い評価は「他者よりも優れている自分」を否定しかねない. そういった状況を「プライドが傷ついた」と表現しているのだとすれば，思うように競技ができず負けることが増えた状況においては，何とかして自分を守らなければならず，負ける原因を自分自身にではなく，痛みや軽いケガへ帰属せざるを得なかった可能性がある.

このような心理状態を裏付ける概念のひとつに心理学者のエドワード・E・ジョーンズらが提唱した，セルフハンディキャッピングという概念がある. セルフハンディキャッピングとは，「自己の能力が評価される状況で，失敗の可能性があるようなとき，自尊心あるいは体面を守るために，成功の障害（ハンディキャッピング）になるような状況を作り出すことによって，失敗を外的に帰属し，成功を内的に帰属できるようにする行為」[2]である. 本事例の場合では，「ケガをしているから負けても仕方ない（実力が発揮できない）」として，自分の競技能力に対する評価をベールにつつ

88002-930 JCOPY

むことで，自尊心や体面が守られることが，痛みや軽いケガの訴えにつながった可能性がある．しかしながら，このようなことを長期的に繰り返すことは，自尊心を低下させたり，周囲からの否定的な評価につながる[3]ことが報告されている．一方，他者との比較による成績に焦点を当てた目標（成績目標）を持つ選手ほどセルフハンディキャッピング方略を使用しやすく，自分の能力の向上や進歩に焦点ををあてた目標（熟達目標）を持つ選手ほどセルフハンディキャッピング方略を使用しにくい[4]ことがわかっている．チーム全体の目標志向性について見直すことや，選手の評価を能力の高さや成績のみとするのではなく，積極的に練習を支援し，チームの中で承認・競争しあえる環境を用意するなどの環境改善や，選手の気持ちに寄り添い，話しやすい雰囲気を作ることも大切である．

　また，本事例は睡眠についての訴えはないが，睡眠時間が少ないと傷害リスクが増えること[5, 6]や睡眠時間の増加がパフォーマンスを良くすることが報告されている[7]．「睡眠について問題を感じたことがない」と述べる選手でも，客観的なデータをとると，睡眠が良くないということをよく経験するため，ケガが多い時にはぜひ睡眠のチェックもしたい．

　本事例の場合，睡眠状況や食事などの問題はなく，目立った抑うつや不安症状などもないため，病院レベルの対応では，精神科的な診断は保留となろう．しかし，主訴がケガを繰り返すことであっても，身体だけではなく，心にも配慮することが必要で，スポーツ現場をよく知る心理支援職につなげたい事例である．　　　　　　　　　　　（北原亜加利）

文献
1) 有光興記：誇りに関する最近の研究動向．駒澤大学心理学論集 10：57-64，2008
2) 松尾　睦：セルフハンディキャッピング方略としての努力抑制と課題選択．実験社会心理学研究 34 (1)：10-20，1994
3) 沼崎　誠，小口孝司：大学生のセルフ・ハンディキャッピングの2次元．社会心理学研究 5 (1)：42-49，1990
4) Kuczka KK, Treasure DC : Selfhandicapping in competitive sport : influence of the motivational climate, self-efficacy, and perceived importance. Psychol Sport Exerc 6(5) : 539-550, 2005
5) Shaw L, Cohen R, Altman Y, et al. : Sleep opportunity and duration are related to risk injury in elite athletes. Sleep 43(Suppl 1) : A80-A81, 2020
6) Milewski MD, Skaggs DL, Bishop GA, et al. : Chronic lack of sleep is associated with increased sports injuries in adolescent athletes. J Pediatr Orthop 34(2) : 129-133, 2014
7) Mah CD, Mah KE, Kezirian EJ, et al. : The effects of sleep extension on the athletic performance of collegiate basketball players. Sleep 34(7) : 943-950, 2011

スポーツ心理の視点から

> **Point**
> ・心と身体のつながりを理解して身体症状をみる.
> ・負傷頻発選手は3つのタイプに分類され, どのタイプに当てはまるか
> を考える.
> ・身体面だけでなく, 心理・社会的な痛みがあるなどケガの多層的な
> 理解が必要である.

①一般の人に気づいて欲しいポイント

「病は気から」と古くから言われるように, 身体に現れる症状は, 心の影響を強く受けていると考えられている. 心と身体は繋がっていると言われており, 心の問題が身体へ, 身体の問題が心へ影響することがある. このような心身のつながりはアスリートにも見られる.

人間には意識と無意識の両面があり, 意識できない側面を持ち合わせている. そのため, 自分ではわからない, 理解できない面が必ずある. 心身の症状は無意識からのメッセージであると理解する考え方がある. 心や身体に症状があるということは, 一見悪いことのように思われるかもしれないが, 症状は時に本人が意識できていない重要なことを無意識からのメッセージとして代弁してくれていると理解することもできる. このような考え方をすると, 受傷時の物理的な要因だけに留まらず, 心理的な要因にも目を向けておくことで, 選手の多面的な理解が深まる.

②相談に至るまでに対応できること：選手本人

近年では, 受傷をきっかけに自身や他者に対して気づきが深まり, 心理的な成長につながることが明らかになっている（例えば, 鈴木・中込 [1]）.

一般的に受傷時には, 体重増加, フォームの変更, 練習量の増加など, 物理的なケガの原因を探し出すことが多いと思われる. しかしその背景に, 心の問題が潜んでいることもある. 詳細は以下で説明するが, 例えば, 体重が急激に増える背景には, ストレスによる食事量の増加など, 心が体に影響する. 相談に至る前に今一度受傷に関連する選手自身の心の動きを見つめ直してみると, 自己理解を深めるきっかけとなり得る.

88002-930 JCOPY

③相談に至るまでに対応できること：コーチ，家族など

　スポーツ心理学において，受傷を繰り返す選手たちは「負傷頻発選手」[2]と呼ばれている．このような選手は，1) 実際によくケガをする選手，2) それほど深刻ではない，あるいはすでに回復しているにもかかわらず，強い苦痛を訴える選手，3) ケガを装う選手，といった3つのタイプに分類される．本事例のように，ケガ自体はそれほど深刻でないものの，負傷を繰り返したり，痛みを強く訴える選手は2つ目のタイプに分類されると考えられる．上向ら[3]は負傷頻発選手7名に対して事例研究およびロールシャッハ・テストを実施し，負傷を繰り返す心理的背景について検討している．ここでは，このような選手について，自分が設定した目標達成に程遠い状況を受容できず，自身が抱く理想と現実とのギャップを痛みによって埋めていると理解している．このような心の動きは，本人が意識的に行っているものではなく，無意識的である．

　①とも重なるが，本人の痛みの訴えが不自然に継続する，あるいは繰り返される場合に，コーチや家族は，その痛みの訴えが本人の心の叫びである可能性を念頭に置き，「心の中では何に苦しんでいるのか」といった視点で関わることが求められる．

1 事例のアセスメントと治療に向けた選手理解

　ケガに限らず，アスリートが競技の中で何らかの問題や課題に直面した際，臨床スポーツ心理学では，競技における課題を選手自身の本質的な課題として受け止めていく[4]．ここでは，アスリートの心理サポートにおいて，当初の訴え（見える世界での問題）にとらわれていると，本質（苦しみの原因となっている問題）が見えてこないことが指摘されている．このような観点から選手を理解しようとする際には，表面的に現れている問題に対して，物理的な現象の理解だけに留まらず，その背景に潜んでいる心のメッセージを読み取ろうとすることが非常に重要である．

　例えば，本事例においては，「思うように競技 A ができず周囲からの評価に苦しむことが多くなった」とある．本選手は「思うように競技ができないこと」に苦しんでいるだけではなく，「思うように周囲からの評価を得られないこと」にも苦しんでいると理解することができる．上述のように，本

事例は負傷頻発選手である可能性が非常に高く，「思うように周囲からの評価を受けられない」自分を受け入れる，あるいは納得するために，受傷が必要であるようにも見受けられる．

　一般的にケガであれば，整形外科を受診すると考えられるが，心理サポートも受けようと試みる場合，「医学的には問題ないものの，痛みの訴えが長引く」など，不自然な訴えや症状を呈していることが多い．このような訴えに対して，スポーツ心理学，特にスポーツ臨床心理学においては，心身相関的な観点から理解をはかる．三輪・中込[5]では，Saundersら[6]のTotal Pain概念を下敷きに，アスリートの痛みの訴えを理解している．この観点では，受傷アスリートの受傷部位の「身体的な痛み」，不安や焦り，抑うつ的な気分などの「心理的な痛み」，入院やリハビリによって所属集団との距離感ができてしまうなどの「社会的な痛み」，競技人生や生き方といった自己の存在そのものに対する揺らぎである「スピリチュアルな痛み」といった4つから痛みを理解している．

　このような視点から受傷アスリートの訴えを捉えると，彼らの訴えは身体的な痛みだけでなく，心理・社会的な痛みも含まれていると受け止められる．心理サポートにおいては，彼らの訴える痛みを身体的な痛みのみでなく，その背景に潜む心理・社会的な痛み，さらにはスピリチュアルな痛みとして多層的に聴いていく．そして，彼らが強く痛みを訴えざるを得なかった理由をカウンセラーが理解すると，アスリート自身も痛みにつながる自身の心理的な特徴を理解し，受傷あるいは受傷した自分自身を受容することにつながっていく．特に本事例においては，上述のように「思うように周囲からの評価を得られないこと」に苦しんでいる可能性があり，この点をカウンセラーが理解していくことによって，選手自身もそのような自身の受け入れ難い一面も受容していくことができるようになると考えられる．受傷アスリートの復帰に関する研究では，アスリート自身がケガを受容することによって，リハビリに対して積極的に取り組めるようになると示唆されており，ケガの治療を促すことにもつながる．

（江田香織）

88002-930 JCOPY

文献

1) 鈴木　敦, 中込四郎：受傷アスリートのソーシャルサポート享受による傷害受容に至るまでの心理的変化. 臨床心理身体運動学研究 15 (1)：19-40, 2013
2) Ogilvie B, Tutko, T : Problem Athletes and How to Handle Them. Pelham Books, London, 1966
3) 上向貫志, 中込四郎, 吉村　功：「負傷頻発選手」の心理的背景. 筑波大学体育科学系紀要 17：243-254, 1994
4) 中込四郎：アスリートの心理臨床. 道和書院, 東京, 2004
5) 三輪沙都子, 中込四郎：負傷競技者の体験する"痛み"の事例的研究—Total Pain 概念による事例の分析を通して—. スポーツ心理学研究 31 (2)：43-54, 2004
6) Saunders C, Baines M, Dunlop R : Living with Dying : A Guide to Palliative Care (3rd ed.). Oxford Medical Publications, Oxford, 1995

Case

11

軽いケガを繰り返してしまう

スポーツドクターが心理職に求めるもの

　私はスポーツ整形外科医として選手の診療にあたってきた．医師として経験を積むなかで，診療の質を高めるためには多角的なアプローチが必要と考えるようになった．特に心理面への介入は，重要だと感じている．現状では心理職との連携体制が構築できていないため，私が実際の臨床で選手と関わるなかで，心理職に関わって欲しいと感じる場面を紹介させていただく．

　1つ目は選手が治療に満足できない場合である．整形外科医は，関節可動域や痛みなどをスコア化して客観的に評価する．ただスコアがよくとも，選手は治療に満足していないと感じることがある．選手個人の感覚は，スコアで測れないものであり，完全に満足させることは難しいのが現状である．ただ中には，心理面での影響が満足度を低下させているような印象を受ける選手もいる．例えば，競技と関係ない痛みや日常生活での違和感などを，ケガと関連づけ終日心配している選手などがいる．その多くは何かしらの不安を抱えている印象があり，こういった際に心理面での介入があれば不安を軽減し，治療の満足度も高まるのではないかと感じる．

　2つ目は心のケアである．学生最後の大会など節目でケガをした選手の治療をすることがある．その際にドクターがかける言葉や対応により，ケガとの向きあい方が変わるのではないかと感じている．例えば，当院で行っている小学生を対象とした野球肘検診では，1〜2%に離断性骨軟骨炎が見つかる．この病気は悪化するまで無症状で，そのために検診を行う必要があるのだが，見つかった場合は半年以上野球ができず，手術が必要となることもある．驚いて，その場で泣いてしまう子や，ひどく落ち込む子もいる．外来での受け取り方もさまざまだ．診察時に毎回辛そうにする選手や保護者もいて，今後の糧となるような声かけができているのか悩むことがある．心理職のサポートを受けながら，心のケアを考慮した診療ができればと思うこともある．

　近年，アスリートのメンタルに関する問題が取り沙汰される機会が増えていると感じる．さまざまな職種が，この問題を意識しないといけない時代になったのではないだろうか．スポーツ整形外科に関連した学会ではメンタルサポートがテーマとなるセッションも増えていて，関わっている心理職の存在が認知され始めている．今後は，連携が課題になっていくのではないだろうか．幸いなことに，私は本書の編著者である山口達也先生（順天堂大学医学部スポーツ医学研究室）に相談ができている．こういった個人のつながり

でなく，スポーツドクターの誰もが気軽に相談できる環境が整備されること
を願っている．

（岩本　航）

12 家族のことが引っかかり競技に集中できない

主訴（悩み） 競技 A が上手くいかない．

相談までの経過 大学入学後の X - 1 年 6 月頃から練習試合中の攻撃動作中に腕が縮こまる感覚があり，上手く打てなくなった．徐々に練習中でも打てなくなり，打率が低下して元気もなくなってきた．練習中も打てなくなったのは父が見学するようになってから．心配したコーチから心理カウンセリングの勧めもあり，同年 10 月，大学の心理相談室でカウンセリングを受けたが大きな変化がなく，X 年 5 月スポーツカウンセリング研究室へ相談・予約し来談した．

これまでの病気やケガなど 高校 2 年時に肘のケガで半年間競技を離れた．

現在までの生い立ち 3 人兄弟の三男として自営業の両親の元，出生発育．乳幼児期の発育・発達の異常なし．地元の公立小中学校を卒業．学業成績も優秀であったが，高校は競技 A の私立名門校へ越境で推薦入学．寮生活で 3 年間を過ごし，地元の B 大学へ進学して競技 A を続けている．両親，長兄と 4 人暮らし．長兄は競技を引退して家業を手伝っている．次兄は新社会人として単身生活しながら社会人チームで競技を続けている．

家族歴 母がクライエント 9 歳の頃精神科に通院していた．

競技歴 5 歳上，3 歳上の兄がやっていたこともあり，7 歳から父が指導を担当している競技 A のクラブに所属．「実子だから甘やかしているのではないか」と周りに思われないよう父から厳しく指導された．自宅でも父からは競技 A だけでなく，日頃の生活についても厳しく指導され，「今日のあのプレーはなんだ！」と父に胸ぐらを掴まれて壁に押しつけられたこともある．厳し過ぎると感じた母が止めに入ることもあったが，「お前が甘やかすからいけないんだ」と母に対しても父は厳しく叱責していた．中学生時の所属チームで主力として全国ベスト 4 に進出．父から離れたい思いもあり，高校はスカウトされた学校での寮生活を選択した．コーチや上下関係は厳しかったが，寮生活は伸び伸び過ごすことができた．ケガで離脱した時期はあるものの，高校の全国大会にも出場し，卒業後は地元の強豪である B 大学で競技 A を続けることとなった．大学のコーチは自主性を重んじて考えることを重視し，本人にとって信頼できる指導者だが，大学進学を機に実家で生活するようになり，競技 A について再び父に指導されるようになってから上手くいかなくなったと感じている．

精神科医の視点から

1 事例のアセスメントと治療方針

①身体の病気と脳の病気の除外

　精神科医のアセスメントの基本は，まず身体の病気によって問題が生じ
ている可能性を除外することである．本人や家族がいかに原因と思しき心
の問題を語ろうとも，身体の病気ではないのか？　と一度は疑ってみる.
身体症状（本事例では腕が縮こまる感覚）が特定の場面（競技 A）以外で
も見られるならば，一度内科や整形外科への受診を考慮したほうが良い.
次に検討されるのは脳の病気の可能性である．本事例の場合，元気が出
ない，あるいは意欲や興味が湧かない状態がほぼ1日中，2週間以上続い
ているならばうつ病が，また父親からの暴力などの場面をフラッシュバッ
クするようなことがあれば PTSD が考えられる．これらに対しては抗うつ
薬などの有効な治療法があり，精神科や心療内科への受診が必要である.
身体や脳の病気がないと考えられれば，続いて心の問題についての検討
を行う.

②悪者探しをしてもうまくいかない

　本事例の主訴は「競技 A が上手くいかない」である．実家に戻り父親の
指導を受けるようになってから上手くいかなくなり，練習に父が見学に来
るようになってからますます顕著になっているため，父親がこの問題を悪

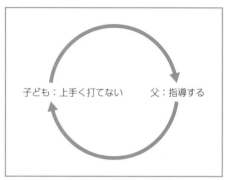

子ども：上手く打てない　　父：指導する

図1　問題が維持するパターン

化させているように見える．そのため，支援者としては父親が悪者のように見えてしまい，父親を排除することが問題の解決方法に思えてくる．しかし，父親を悪者とみなして見学や指導を禁止するような方法で排除しようとしても一筋縄ではいかないだろう．立派な競技者を育てた実績をもつ父親は，「自分の指導が子どもの問題解決に結びつく」と考えている可能性が高く，父親と支援者の間で意見の対立が生じてしまうからである．

③円環的なアセスメント

　そもそも父親がわざわざ大学の練習を見学に行って指導をするのは，子どもが上手に打てないからである．したがって子どもの上手く打てないという問題と父親の指導は円環的なパターン（図1）を形成しており，しかもこの円環は悪循環になっていると仮説を立てることができる．この悪循環パターンに変化を起こすことで問題の解決を目指すことになるが，このような見方に立っても，父親が指導を止めることは悪循環パターンを止めるのに有効そうに見える．例えば，「これまで父親や高校のコーチ，先輩に厳しく指導されていたが，大学に入り自ら考えるプレーを求められるなかで問題が生じた」，というストーリーを父親と共有し，現在の問題を「競技者として自ら（指導なしに）乗り越えるべき壁」だという見方をしてもらうことを目指す．この時父親を，問題を起こす原因と見るのではなく，上手くいかない子どもを指導する父親として，その役割を尊重しているところがポイントである．これによって父親が直接指導することを止め，自らその壁を乗り越えるまで見守る，ないしは励ますという行動の変化を起こ

88002-930 JCOPY

し，子どもと父親との悪循環パターンが解消することに期待する．

④父親がもつその他の背景にも注目する

　ところで，父親が子どもたちにこれほど熱心に競技Aを教えてきたのはなぜだろうか．父親にとって競技Aは人間的な成長にもつながる子育ての手段であり，"子どものために"は厳しくとも指導する価値があるという考えが父親にあるのではなかろうか．それを信じて体現してきた父親にとって，三男の活躍は自らの子育てが間違っていなかったことの裏付けであり，自慢でもあるだろう．また打てなくなることが父親にとって，いてもたってもいられずB大学まで見学に行きたくなるほどの大問題であるのは，本人がプロに入ることを期待しているからかもしれない．長男が家業を手伝うようになり，次男も独立して父親に心理的余裕が生まれたことも，父親が三男の問題に注意を向けることにつながっていると考えることもできる．

⑤まず支援者が父親の見方に合わせる

　父親の思考パターンに変化を起こすことを試みるのであれば，その前にまずは支援者が父親からの見え方にしっかり合わせておく必要がある．例えば，「自立した子どもたちを育てたのは父親の働きかけが素晴らしかったからだ」「本人も順調に成長し，信頼できる大人になった」というような肯定的なメッセージを伝えてみる．これらは父親の「自らの子育てが間違っていなかった」という思いに合わせつつ，父による子育てはもう十分であり，これまで果たしてきた役割は終了しても問題がない，あるいは本人がプロになれなくても父親の子育ては十分成功であるというメッセージを含んでいる．こうした働きかけで父親の「子どもが心配」あるいは「子どもにはまだ自分の指導が必要」という思考パターンに変化を起こすことができれば，焦りが減り，不安からつい厳しく指導したくなる父親の行動にも変化が生じやすくなるだろう．

⑥問題を維持する円環を別の視点から考える

　今度は視点を変えて，父親と母親の夫婦関係に注目してみる．母親は「父親の指導は厳し過ぎる」と感じていたようであり，「子どもには競技A以外の人生の選択肢もある」とすら考えていたかもしれない．少なくとも子育てに関して父親と対立する意見を持っていたと考えられる．対立した

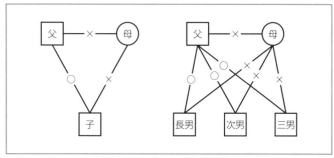

図2　クライエントの家族関係

2者関係に3人目が加わった3角関係では，3人目がどちらかと良好な関係を築くと他方とは対立しやすいため，2対1の関係が形成されがちである（図2左）．父親と3人の子どもは競技Aを通じて密接な関係を維持していた一方で，競技A（による厳しい子育て）に消極的な母親は家族の中で孤立し，結果的に母親は精神科に通院が必要なまでに追い詰められていたと想像することができる（図2右）．学業成績が優秀だった本人は母親にとって末子でもあり，母親は余計に競技A以外の進路を歩ませたいと，父親とは異なる強い期待を抱いていたかもしれない．また孤立する母親から，三男を自分の味方につけようとするようなコミュニケーション上の働きかけがあり，本人が板挟みの状態になっていたことも推測される．高校入学後3年間，寮でのびのびと過ごした本人は両親との関係が一旦離れており，大学入学を機に実家に戻った際には中学生の頃よりも客観的な視点で家族を眺めることになる．そこでは家業を通じて父親と長男が緊密な関係を維持し，母親が孤立している様子をまじまじと感じることになるだろう．父親と離れたかった本人が地元に戻ってきたのは，母親のためだったのではないかとも思える．このような文脈があると仮定すれば，本人にとって「上手に打てない」という問題は，「父親の期待にはもう答えられない」「競技Aがもうできない」というメッセージを持っており，競技Aから離れて母親の孤立を防ぐ働きをする"はずだった"のかもしれない．ところが「上手に打てない」という問題は結果的に，父親からの指導という形で家庭内での競技Aの話題を増やし，母親の孤立をさらに強めるという悪循環に至り，それが問題を維持していて本人を落ち込ませている，と

88002-930　JCOPY

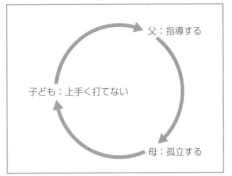

図3　家族関係を考慮した問題が維持するパターン

いう仮説を立てることが可能である（図3）.

　この仮説が正しかった場合には，父親の見学と指導をやめさせるだけでは母の孤立は解消しないので，症状も改善しないことになる．むしろ父親と距離を置き競技Aを辞める結果を招くかもしれない．ただそれによって母の孤立が解消し，本人の抑うつが改善するのであれば，それはそれで良い結果であると考えることもできる．「母の孤立」を解消しつつ「打てない」ことも解決したいのであれば，夫婦カウンセリングで両親の関係性を変化させることが有効かもしれない．このように問題と関係があるように語られていた父親だけでなく，母親や兄弟を含む家族間の関係性に着目すれば，さまざまシステムが問題の維持に関わっている可能性が見えてくる.

⑦問題に対する見立ては評価者による仮説に過ぎない

　さらに視点を変えて，コーチと本人の関係に注目すると，指導よりも自主性を重んじている大学のコーチと，指導を受けてそれに従うことで問題を解決してきた本人の関係性が問題を長引かせている，という仮説を立ててコーチの「自ら考えることが重要」という方針に働きかけることもできるし，本人がコーチに頼り過ぎず，自ら問題を解決できるように勇気づけるという方針を立てることもできる．本人，コーチ，父親の三者関係に注目すると，上手に打てない本人に対してコーチは自分で考えるように指導をし，父親は大学のコーチに遠慮してしっかりと指導できないという状況で，結果的に本人は中途半端な父親の指導で自分の考えが混乱して上手

に打てない，という悪循環パターンも考えられる．この場合，むしろ父親がしっかりと自信をもって指導を行うことで，本人の問題が解消する可能性もある．

　個人の中でのパターンに注目すれば，上手に打てないことで父親から叱責されることを恐れて不安になり，その結果腕がこわばって上手く打てない，という悪循環が問題を維持していると見ることもできる．この仮説からすると本人の「父親が怖い」という気持ちを変化させることが有効かもしれない．「父親に言い返す」とか「父親の指導を聞き流す」，という新たなコミュニケーションパターンを身につけることを目指すアプローチも問題を解決する可能性があるだろう．

　このように心理面の問題に対しては多様な仮説設定とそれに対する方法論が考えられるが，どれも支援者の仮説に過ぎず，何が正解であるのかはわからない．どの支援者も1つのものの見方に固執せず，常に柔軟に想像力を働かせることが重要である．また支援者が複数いる場合，それぞれが別の見立てをしている場合が多く，そのことが混乱を招いて悪循環が維持される場合もある．複数の支援者が関わる場合には，支援者同士でコミュニケーションを取りながら連携することも重要である．

（堀込俊郎）

文献

1) 浅井伸彦編：はじめての家族療法―クライエントとその関係者を支援するすべての人へ―．北大路書房，京都，2021
2) 田中　究：心理支援のための臨床コラボレーション入門―システムズアプローチ，ナラティヴ・セラピー，ブリーフセラピーの基礎―．遠見書房，東京，2021
3) 赤津玲子：みんなのシステム論―対人援助のためのコラボレーション入門―．日本評論社，東京，2019

88002-930

スポーツ心理の視点から

Point

- 誰でも経験するパフォーマンスの低下であっても，人間関係を通じた心の成長と関連することがある．
- 選手本人：競技にかかわるどのような話題でも話すことのできる友人や指導者を持つこと．
- コーチ，家族など：大学生年代での競技パフォーマンスの低下には，それまでの生育歴・競技歴がかかわることがあるため，パフォーマンスの低下にだけ注目しないこと．
- 過度の不安や不眠といった症状の緩和だけに治まらない生育歴・競技歴上の心理社会的課題がある場合はリファーしてもらいたい．

1 「個」を大切にする心理サポート

　最初にスポーツ心理学に基づく競技者への心理支援の目標について端的に述べる．実力発揮やパフォーマンス向上といった競技にかかわることだけが目標となるのではなく，競技活動を通して浮上してきた心理的課題の達成や克服も含まれる．それらは，主体性の獲得（自立）や基本的信頼感の再構築など，発達心理学，臨床心理学といった心理学関連領域で説明される事象である．現代のスポーツ心理学におけるそれら事象に対する接近法（アプローチ）も多様であることを加えておく．

①相談までの経緯を把握する

　さて，スポーツ心理領域において，本事例のようにパフォーマンスの低下が心理的支援を求めるきっかけとなるのは自然なことである．一方で，競技に携わる多くの者は心理の専門家を頼ることに消極的である．そのため，まずは相談しようとした気持ちや行動を肯定的に評価し，心理支援を受けることの動機づけを高めたい．本事例では，心配したコーチが一度は所属機関設置の心理相談室の利用を勧め，さらによりスポーツに特化した専門家を訪ねている．このような場合は，選手本人が心理支援に対してどのような態度を持っているかを確認する必要がある．したがって，コ

Case
12
家族のことが引っかかり競技に集中できない

ーチと一緒に来談された場合は，選手本人と支援者が個別に対話できる環境を整えたい．コーチが選手を抱え込む様子が強く見られる場合は注意が必要である．無理に選手個人との面接を設けようとすると，コーチによってその後の心理支援を断られることもあり得るからだ．本事例の場合は，現病歴からも父子葛藤が想像されるため，選手の主体性にかかわる課題解決があったとしても，その機会をコーチが妨げることになる可能性を考慮しておきたい．

②選手が語る競技体験

　選手との面接が可能となったら，改めて心理支援を希望する理由を尋ねることからアセスメントがはじまる．主訴である"競技が上手くいかない"状況を詳細に聴いていく．いつ頃からなのか，具体的にパフォーマンスがどうなるのか，どのくらいの頻度で起きるのか，自分なりの改善努力を行っているのか，過去にも同じような経験があるのかなどを尋ねていく．その際には，選手自身の持つ言葉で自然に表現できることを大切にする．"窓"論[1]を借りれば，クライエントが最も心的エネルギーを注ぐ対象から内的世界を理解することができる．競技者の場合は，彼らが競技をどのように体験しているかを彼らの言葉から想像することでその内的世界を捉えることができる．スポーツ心理学を専門とする者で，競技者の身体体験の語りを重視する者らのアプローチを臨床スポーツ心理学に基づいたスポーツカウンセリングと呼ぶこともある[2]．ただし無理に言葉にさせることはしない．あくまでも選手本人が日頃の競技生活の中で感じていることや実践していることに耳を傾けていく．

　本事例の場合，腕が縮こまることで上手く攻撃動作ができないことが主訴であった．腕が縮こまる感じについてもう少し尋ねることから，肩，腰，下半身といった身体感覚の語りの拡がりが展開されるかもしれない．あるいは，打てなくなるという気持ちが大きくなり，プレッシャーも強く感じるといった感情や思考にかかわることを語るかもしれない．いずれにせよ，選手の語りの流れに沿っていき，どの文脈での対話が選手の状況の好転に相応しいかを検討していく．

　主訴を丁寧に聴いていくと，自然と周辺の人々の話が出てくる．選手の状況に対して監督，コーチ，仲間，あるいは家族がどのようにかかわって

88002-930 JCOPY

いるのかを知ることができる．ここからクライエントの対人関係の様子を捉えることができる．競技者は，競技にかかわることで相談に来ていると認識している．そのため，不要に家族関係のことや幼少期の様子などを専門家が知ろうとすると，かえって彼らの心を閉ざすこととなる．現在の主訴の状況から自然に出てきた人間関係の話題を頼りに，競技を始めたきっかけや，競技歴，印象に残る指導者や家族のかかわりを聴いていく．そうすると自ずとなぜ今このような主訴が生じるのかといった意味をその選手の個人史から捉えることができる．

③選手の過去・現在・未来をつなぐ

　本事例においては，父子葛藤が問題事象の背景に潜んでいると想像しやすい．著者の心理支援の経験に頼るところが大きいことを断っておくが，競技者の場合は，問題事象の背景に家族関係をベースとした課題があったとしても，それを早急に話題にしようとすると，心理支援を受けなくなることやさらなるパフォーマンスの低下に繋がることがある．アセスメントにおいて，家族の話題が出たとしても，それ以降の面接では言及しなくなることも少なくない．支援者は，問題の背景に家族絡みの課題があると想像しながらも，目の前で選手が語る内容を大切にしていくことが求められる．本事例の場合は，現病歴の発症に父の見学が関係しているので，その話題を膨らませることができる可能性もある．あるいは指導者との関係などが話題となるかもしれない．心配してくれる指導者との関係でもよいし，実家から離れて寮生活をしていた高校時代の指導者らとの関係が語りやすいかもしれない．競技者の親子関係に基づく心の課題を指導者との関係に投影して体験していることは容易に想像できる．どの年代にどのような体験をしてきたのかを捉えることは，選手の現状の問題の心理的課題を理解すること（課題形成プロセスの理解）に繋がるだけでなく，この問題をどのように乗り越えることが必要となってくるのか（課題克服の意義）を見立てることにも繋がるのである．

　身体表現（パフォーマンス）の限界を設けず，その可能性に挑戦していくのが競技の世界である．そのためその営みが過酷に映るのは確かである．指導者による厳しい指導と，それに応えようとする選手の姿をどのように捉えるかは人それぞれである．いずれにせよ，その環境下において競

技者がどのような体験をしているのかを理解することが競技者への心理支援には必要となってくる．本事例には，親の支配から逃れ，自身の足で立って生きていくといった課題があるかもしれない．著者は似たようなケースをいくつか経験してきた．日常的な DV のある父親のもと，競技成績がふるわないと暴力を受けるため，何が何でも勝つことでその恐怖から逃れるように競技生活を送ってきた男子大学生アスリートがいた．皮肉なことに，競技で勝つことは自己の存在を親から認められることでもあった．支配的な父親を持つだけあり，ジュニア期の指導者からの厳しいしごきに耐えることは彼にとっては難しくなかった．成人アスリートとなり，度重なるケガで競技生活がままならなくなり，彼は心理支援を求めた．彼は自身のそれまでの競技生活を振り返った．過酷な状況を生きてきた競技者は基本的な感情が抑圧されていることもある．彼も心理支援が始まった頃は，過酷な競技体験を淡々と事実を並べるように語った．次第に感情が取り戻されていくが，その際には身体症状（発熱，不眠，過食など多彩である）を呈することが多いので，必要に応じて精神科医と協同する．継続されていく心理支援を通じて，彼は父親への恐怖を再認識する一方で，男性指導者への反抗的な態度やそれを寛容に受け入れてもらった体験を振り返るようになった．過酷で辛かった記憶だけでなく，周囲との温かな関係についても振り返ることができたのである．このプロセスの中で，彼の内界にあった支配的で恐怖に纏われた男性モチーフが変化していった．父親への恐怖が即座に変わることはなかったが，父親のことを考えただけでも硬直していた頃に比べると，自身の体験を対象化して語れるようになっていった．そして同時に自分自身のための競技人生について考えるようになり，日々の練習への取り組みが変化していった．それは自立の始まりでもあった．このように，アスリートのこれまでの生育歴・競技歴によって形成された課題を想像しながら，それが彼らの今後の生き方にどのように繋がっていくのかといった未来志向的なビジョンを持ちつつ支援していくことがサポート方針の基本となる．

④選手と専門家との協働的探求

現在，競技者の置かれている環境の過酷さから，彼らの心理的安全の確保やメンタルヘルスの維持について関心が高まっている．ストレス対処

88002-930 JCOPY

法や物事の捉え方といった認知的操作も有効である．それらを踏まえながらも，わざわざ苦しみを抱えて心理支援を求めてきた競技者がいるのならば，その苦しみに同時に存在する彼ら自身の内的な可能性についても心理支援者としては開かれていたい．その内的な可能性とは，競技者自身も未だ気づいていないものなのだが，それを競技者と共に探求していくのも心理支援の目標のひとつとなる．

（武田大輔）

文献

1）山中康裕：少年期の心―精神療法を通してみた影―．中央公論新社，東京，1978
2）中込四郎：スポーツパフォーマンス心理臨床学―アスリートの身体から心へ―．岩崎学術出版，東京，2021

Case

12

家族のことが引っかかり競技に集中できない

用語索引

88002-930 **JCOPY**

▶編著者プロフィール

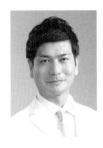

山口　達也　Tatsuya YAMAGUCHI, MD, PhD

2008 年	熊本大学医学部医学科卒業
2008 年	熊本大学医学部附属病院臨床研修医制度研修医
2010 年	熊本大学医学部医学科神経精神科医員
2011 年	熊本県立こころの医療センター精神科
2013 年	国立病院機構熊本医療センター精神科
	シニアレジデント
2014 年	熊本大学医学部医学科神経精神科医員
2015 年	慶應義塾大学医学部精神・神経科　訪問研究員
2018 年	慶應義塾大学医学部スポーツ医学総合センター
	訪問研究員
2019 年	慶應義塾大学スポーツ医学研究センター
	訪問研究員（兼任）
2020 年	国立スポーツ科学センターメディカルセンター
	スポーツクリニック心療内科　非常勤医師
2022 年	順天堂大学医学部スポーツ医学研究室　非常勤助教
2023 年	順天堂大学スポーツ健康科学部、
	医学部スポーツ医学研究室　特任助教
	日本オリンピック委員会医科学委員会　メディカルドクター

【専門】　精神医学. 日本精神神経学会精神科専門医・指導医／精神保健指定医／日本医師会認定産業医／日本医師会認定健康スポーツ医／日本スポーツ協会公認スポーツドクター／日本パラスポーツ協会公認パラスポーツドクター／日本スポーツ心理学会認定スポーツメンタル指導士／スポーツメンタルトレーニング指導士／臨床心理士／公認心理師

【学会活動】　日本精神神経学会、日本臨床スポーツ医学会（学術委員会　調査研究委員会）、日本スポーツ精神医学会（理事、アスリートサポート委員、研究推進部門委員長）、日本スポーツ心理学会（社会連携部門委員）

【趣味】　スポーツ観戦、温泉巡り、睡眠

© 2024　　　　　　　　　　　　　　第 1 版発行　2024 年 5 月 31 日

メンタルに悩むアスリートに寄り添いケアするための本
競技の緊張，日常の不安・不眠，
やる気が出ない，食事面の課題など

編著者　　山 口 達 也

| 検　印 | 〈定価はカバーに 表示してあります〉 |
| 省　略 | |

発行者　　　　　　　　林　峰　子
発行所　　株式会社 新興医学出版社
〒113-0033　東京都文京区本郷 6-26-8
TEL 03-3816-2853　FAX 03-3816-2895

印刷　三美印刷株式会社　　ISBN978-4-88002-930-6　　郵便振替　00120-8-191625